THE EAT

人生が劇的に変わる 驚異の食事術

ザ・イート

扶桑社

はじめに

自分のパフォーマンスを最大化する「マニュアル」が必要
——アイザック・H・ジョーンズ

あなたの体の中で進行している健康問題

フェラーリを購入すると、100ページを超えるオーナーズマニュアル（取扱説明書）を渡されます。このマニュアルには、快適なドライブを楽しむために車のパフォーマンスを最大限に引き出す方法が記載されています。

皆さんの体はそんな真新しいフェラーリよりもはるかに価値のある存在です。しかし、自分の健康とパフォーマンスを最大化するための「マニュアル」は、これまで世の中に存在しなかったのです。

つまり、自分の体に燃料を供給して最高の健康状態を維持する方法や、パフォーマンスを最大化する方法を知らないのです。そのため、年齢を重ねていくにしたがって、「気分も体調もいい」から「少し疲れたけど、大丈夫」「ちょっと気になる症状が出てきた」「これは問題かもしれない」「病気になってしまった……」と徐々に健康状態を悪化させ、最悪の場合、早死にしてしまう可能性があるのです。

ほとんどの人は、自分は「病気にならない」と思っています。

しかし実際には、病気と診断される15〜60年も前から体内で病気が進行しています。

皆さんの体は〝適切〟に機能していないため、体内に小さな問題を抱えています。

例えば疲労、不眠症、頭痛、健忘症、不安、ストレスなどの症状は、程度の差はあるにせよ、自分では大した問題ではないと感じているでしょう。

しかし、こうした小さな問題が、実は大きな問題につながるのです。

その症状は、あなたという車に点滅したガソリンの残量を知らせるランプのようなものです。

しかし、ほとんどの人は、薬やサプリメントでその症状から一時的に脱しようとします。これは、ガソリンの残量を示すランプの上にガムテープを貼って、人生という道をドライブするようなもの。やがて、その車は停止するか、故障するでしょう。

それが、皆さんの体の状態であり、日本で病気や疾患が増えている理由です。

5万人の人生を変えた食事術

日本人の死因の多くはがん、または心臓病や脳卒中です。肺炎やアルツハイマー病によっても多くの方が亡くなっています。

日本はかつて世界で最も健康な国のひとつでした。しかし今や食生活が変化したことで、以前に比べると多くの体調不良や病気に悩まされている人が増えています。

こうした状況下で、私たちは何をすべきなのでしょうか？

私は、中高生の頃は注意力が散漫で授業に集中することができず、「ＡＤＨＤ（注意欠如・多動症）」と診断されました。しかし、「食事を変えた」ことで劇的に改善し、成績も驚くほどアップしました。その後、機能性医学のエキスパートとして国際的なヘルス＆ウェルネス専門のコンサルティング会社「エレベイズ・ヘルス」を設立。ハリウッド俳優やサウジアラビアの王族をはじめ経営者や起業家など、これまで5万人を超えるクライアントに健康指導を行い、パフォーマンスを大きく改善してきました。また、ここ数年で数千人もの医師にコーチをし、訓練してきました。

そんな私が皆さんにお伝えしたいのは、自分自身のパフォーマンスを最大化する方法です。皆さんは病気を予防するため、さらには病気の進行を止めるために重要な食の原則を知る必要があります。それが、私とビジネスパートナーである石川勇太がこの本を執筆した理由です。

ほとんどの人は自分の健康を犠牲にして仕事に明け暮れ、人生の貴重な時間を費やしてお金を稼いでいます。そして退職後に、築き上げた財産を使って健康だった頃の体を必死に取り戻そうとします。

しかし、現役時代に皆さんのパフォーマンスを最大限に引き出し、健康状態を良くするため自分のガソリンタンクに必要な燃料を入れておいたら？　その際、何を取り入れたらいいのか……？　そんなマニュアルがあれば、まったく違った生き方が可能になります。

この本が、あなたにとっての、そうしたマニュアルなのです。あなたのパフォーマンスを上げ、病気を予防し、これから質の高い人生を送るための大きな手助けとなるでしょう。

皆さんが、より生産的でより健康的、そしてより幸せな人生を送ることを願っています。

食事を変え「健康というスキル」を磨く

――――石川勇太

あなたはこんな悩みを抱えていませんか?

・仕事のスピードが遅く、効率が悪い
・自分なりにベストを尽くして頑張っているのに、まったく成果が出ない
・勉強していても集中できず、すぐに別のことに関心が向いてしまう
・肥満や肌荒れなど自分の見た目が気になる
・自分の両親が抱える病気に自分もなってしまうのではないかと不安

もしあなたがこのような悩みを抱えているのなら、本書を読む必要があります。あなたのお子さん、パートナー、ご両親など大切な人が同じような状況ならば、ぜひおすすめしてください。

何を隠そう、これらの悩みや〝症状〟は私自身のものだったのです。起業家として、そんな自分に嫌気がさすことが何度もありました。

しかし、こんな筋金入りの注意欠陥男で、何をやっても生産性が上がらなかった私が、「食べ物」を変えただけで自分でも納得できる仕事ができるようになり、心から満足のいく結果が出せるようになったのです。そして自信のようなものが構築され、自分自身を受け入れられるようになりました。

「食べるものを変えるだけで集中力が上がる⁉　そんなこと信じられないよ」

そう思う気持ちはよくわかります。実際、私もそう感じていたからです。だからこそ、この〝真実〟をお届けしたいのです。

何も成し遂げられなかった過去の自分

私の過去についてお話しします。

少年時代の私は、何をやっても最後までやりとげられないくせに、ビッグマウスで生意気、それでいてコンプレックスだらけの毎日を過ごしていました。注意力も散漫で授業に集中できず、成績も最低レベル。きちんとやっていたのは、音楽と体育と大好きなサッカーだけでした。

「オレは将来プロサッカー選手になる！」と、私が宣言するとみんなが笑いました。「夢みたいなこと言ってる暇があったら勉強しなさい」「お前なんかがプロになれるわけないだろう」と、冷たい視線を向けられ、否定的な言葉を投げかけられました。

しかし、サッカー以外に得意なものがなかった私は虎視眈々とプロサッカー選手を目指していました。しかも、日本ではなくサッカー大国ブラジルで！

ただ、そのためにはお金が必要でした。私は高校を卒業すると19歳で新聞販売店の販売営業を始めます。そこで自分なりに考えて工夫し、会社の恩人の力も借りて、最終的には営業成績がトップになって１００万円を貯めることができました。私はそのお金を手に、念願のプロサッカー選手になるためブラジルに飛びました。

最初は生活になじめず、足の裏や手の指先に湿疹が出るほどにストレスを抱えていました。どん底生活の中で精神的にも追い込まれましたが、必死に練習し、ブラジルで念願のプロになったのです。

しかし、トップレベルの壁は高くて1年で帰国。

どうして大きな夢を成し遂げられないのか、なぜ中途半端なのかと自分を責めましたが、くよくよしていても仕方がないと思い直し、次の夢を「起業」に定めて22歳のときにニューヨークに渡ります。そこで、多くの経営者や成功者からビジネスのこと、自己啓発や自己実現のメソッドについて学びました。

彼らのメソッドに感銘を受けた当時の私の思いは、

「自分の活動によって、多くの人の人生を前向きに変えるようなビジネスをしたい」

というものでした。人の人生を変えるライフチェンジャーになりたい、と思ったのです。

ジョーンズ博士の教えで人生が変わった！

しかし、なかなか思うようにはいきませんでした。当時の私は、自分が食べるものについてほとんど関心がなく、値段が安いというだけでパスタや米類、揚げ物などの炭水化物が食事の中心でしたから。

そんななか、26歳のとき、ヘルスドクターとして活躍されていたアイザック・H・ジョーンズ博士と出会ったのです。それはまさに運命の出会いでした。

ジョーンズ博士の著書『世界のエグゼクティブを変えた超一流の食事術』（サンマーク出版）にもありますが、博士自身も小さい頃はＡＤＨＤで苦しんでいました。しかし、食事を変えたことで、クラスでトップの成績を収めるだけでなく、博士号まで取得できたというのです。

心が落ち着き、集中できるようになり、学習効率が良くなったという話を聞いて私は驚きました。

そんな彼の幼少期の体験が自分の少年時代と重なり、その意味でもジョーンズ博士が提唱する食事術に強く興味を抱きました。

私は当時、いろいろなアイデアを思いついてもやり散らかすだけで、相変わらず中途半端なままでした。しかし、博士が提唱する食事をまず1週間試してみたところ、集中力がアップしていくことに気づきました。

徐々に注意力散漫も収まり、ひとつひとつのタスクを効率よく、ことごとく最後までやり遂げられるようになったのです。生産性がアップして自分自身が思う結果を出せるように変わったのです。

新型ウイルスにも対抗できる食事

これには本当に驚きました。食事を変えたことでまるっきり人生が変わったからです。その頃から、自分が子どものときに集中力がなかったのは食事が影響していたのでは？と感じ始めました。

「なんだよ！　これならもっと早くから〝食事〟に目を向けていればよかったのに！」と。そして、「この食事術を日本に広めたい！　これを多くの人が実践すれば、日本は変わる、世界が変わる！」と、真剣に思ったのです。

自身の能力を最大限に引き出せていないビジネスパーソンの皆さん。それだけでなく、自分のお子さんの健やかな成長を願うご両親など、すべての方にお伝えしたいと心の底から思いました。

それは、「自分の活動によって、多くの人の人生を前向きに変えるようなビジネスがしたい」という私の夢ともつながりました。そして、この夢を後押ししてくれたのが、ジョーンズ博士の食事術なのです。

そうして私は思いを共有するジョーンズ博士とビジネスパートナーになりました。

私たちは本書を通して、一日3回、一年で1000回以上取る食事が、自分の体、そして仕事など生活全般に大きな影響をもたらしているということ。その〝事実〟を皆さんにお伝えし、科学的に正しい食事を知っていただきたいと考えています。


人生を変えるきっかけとなる「驚異の食事術」。

「食べる」という行為で自分のパフォーマンスを最大化する。

本書のタイトル『THE EAT』には、そんな思いを込めました。


私は今までに数百回ものセミナーや講演会を行い、5000人以上の方に人生の変革をもたらすための指導をさせていただきました。その結果わかったことですが、正直、思考法や生活習慣を変えることは並大抵ではありません。

しかし、食事を変えることは、今すぐにでも始められます。そしてそこから得られる結果や効果は、思考法や生活習慣を変えることよりもはるかにインパクトがあるのです。

本書を執筆しているさなかに、新型コロナウイルスが世界中で猛威を振るいました。私たちの健康はおろか多くの命が奪われる緊急事態になり、日々の生活や日本経済にも大打撃を与えています。

本書で紹介する食事術は、こうした新型ウイルスに対抗する免疫力を身につけることにもつながります。

食事を変えることで自分のパフォーマンスを最大化させ、仕事の生産性を高めると同時に、ウイルスや感染症に負けない免疫力を身につけることになるのです。

これは、現代を生き抜くのに必要な「健康というスキル」です。

このスキルを、皆さんも楽しみながら身につけてください。

本書の食事術を実践していただくことで、自分の体や気持ちの変化を感じていただけるようになるでしょう。それは、皆さんの人生に素晴らしい変化をもたらすと信じています。

さあ、あなたは「生まれ持った自分の能力」を最大限に引き出す準備はできていますか？　それでは、始めましょう！

目次

THE EAT《ザ・イート》 人生が劇的に変わる驚異の食事術

第2章 「人生を劇的に変える食事」を実践する

●医学的に正しい食事のための準備

●脳が冴えまくる食事のルール

●食事術を習慣化するために必要なステップ

第3章 効能&目的別 スーパーフード

●脳を活性化させる食品とサプリメント

●若返りの特効薬！ スーパー抗酸化フード

第4章 「ミニ断食」で、あらゆる毒素をデトックス

●体質改善をサポートする「ミニ断食」

●デトックス生活に欠かせないポイント

●ストレスと賢く付き合う

医学監修：宮崎光史・石黒成治
編集協力：芳原 信
出版プロデュース：津嶋 栄・川田 修（日本経営センター）
出版マーケティング：BRC
写真：山田耕司
ブックデザイン：鈴木貴之
校正：小西義之

第1章

これが基本！　糖質を減らし、良質なアブラを摂る

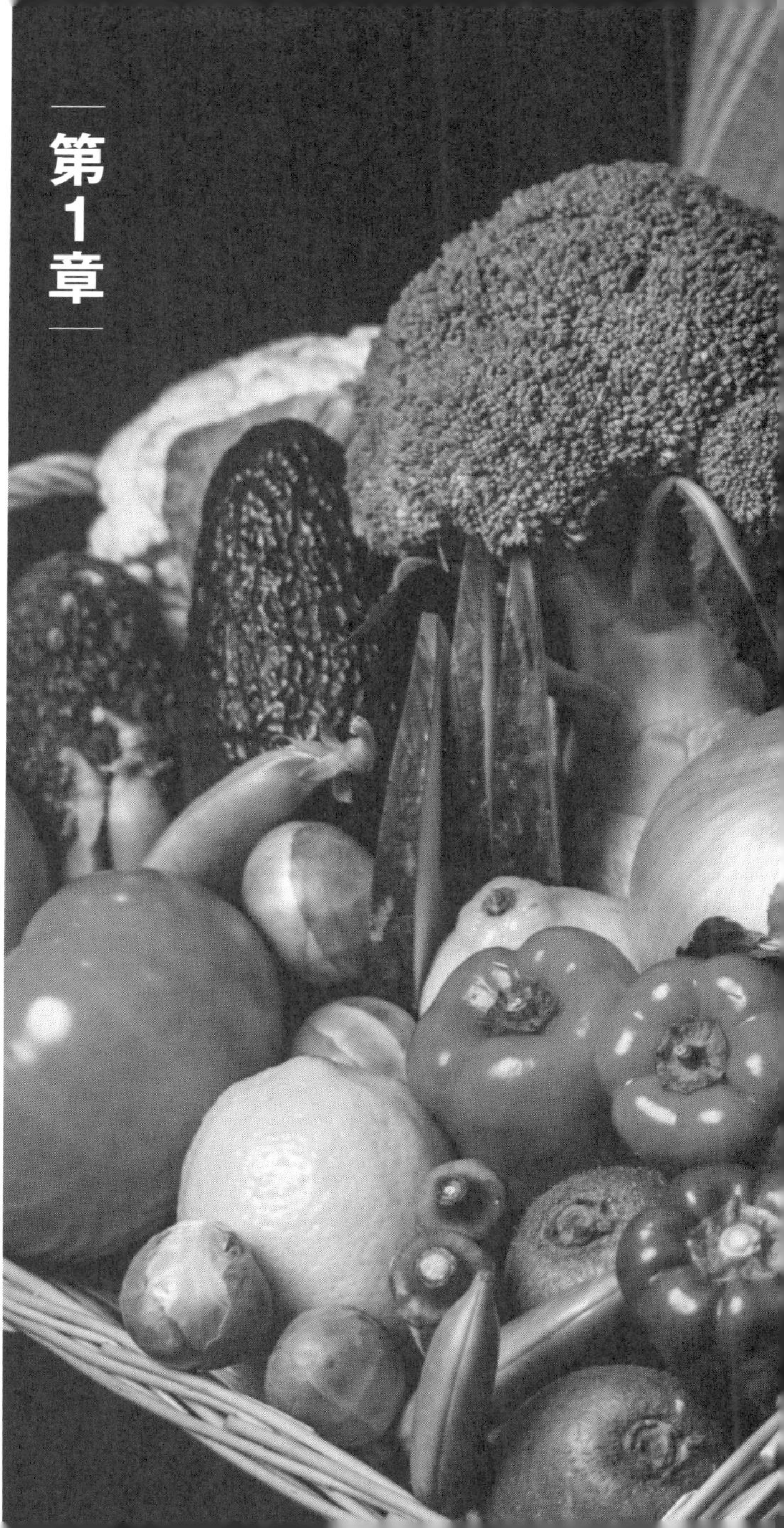

糖質の過剰摂取が体を壊す

「最高の食事と習慣」の三大原則

石川　自分の体と脳の働きを最高の状態に変えていくには、食事術はもちろんですが生活習慣そのものを変えていく必要があります。ここからは、食事と生活習慣を変えるために必要な三つの大原則と、実践のための具体的な方法をお伝えしていきます。

三大原則とは、以下のものです。それぞれ概要を説明しましょう。

1．食事から糖質を減らして、良質なアブラを摂る

石川　糖質を減らすとは、近年よく言われている糖質オフダイエットを目指したものではありません。良質なアブラ（脂質）を摂り、あなたの体の代謝システムを「シュガーバーニング」（糖質燃焼型）から「ファットバーニング」（脂質燃焼型）に変えることで、脳と体が最高のパフォーマンスを発揮できる状態にする方法です。

第1章ではその基本メソッドを解説します。そして、その実践法は第2章で、摂るべき

食材については第3章で詳しく紹介します。

2．農薬や添加物、重金属を排除し、体から毒素を排出する

石川　食事を変えていくとともに必要なのが、毎日のように体内に取り込まれる毒素を、体外に排出（デトックス）することです。私たちは食品からだけでなく、多くのものから発する毒素を体内に取り込んでいます。車の排ガスやＰＭ２．５に含まれる重金属、農薬や添加物、マニキュアや歯の詰めもの……。真に健康な体を手に入れるには、体内に入った毒素を排出することが必要です。

「ミニ断食」などでデトックスする方法を第4章で詳しく解説します。

3．ストレスと賢く付き合う

石川　日常生活におけるストレスは、体にさまざまな負の影響を及ぼします。例えば免疫力の低下もそのひとつ。ストレスはインフルエンザをはじめ、さまざまな感染症に対する免疫力にも影響を及ぼします。また過剰なストレスを受けると血圧が上昇し、血液が凝固しやすくなり、脳卒中や心筋梗塞を起こしやすくなると考えられています。

私はこのストレスも食事によって解消することができると考えていますし、また改善された多くの実例を目にしてきました。食事を変えることで集中力が身につき、イライラがなくなること。さらに集中力が高まることで仕事のパフォーマンスも上がり、自分に自信が持てること。この日常の変化がストレスの軽減につながります。

ストレスについては第4章で解説します。

昼食後に眠くなる理由

ジョーンズ　食事におけるすべての基本となる「1．食事から糖質を減らして、良質なアブラを摂る」について私からご説明します。まず糖質が体の中でどんな影響を及ぼし、なぜ摂らないほうがいいのかについてです。

私たちの体のエネルギー源となるのは、糖質、脂質、タンパク質の3つです。いくら野菜や果物からビタミンやミネラルを摂っても、それらはエネルギー源にはなりません。野菜や果物は、エネルギーをつくる手助けをするだけです。体がエネルギーとして使う優先順位は糖質、脂質、タンパク質。ただ、この中でタンパク質は筋肉をつくる働きをしてい

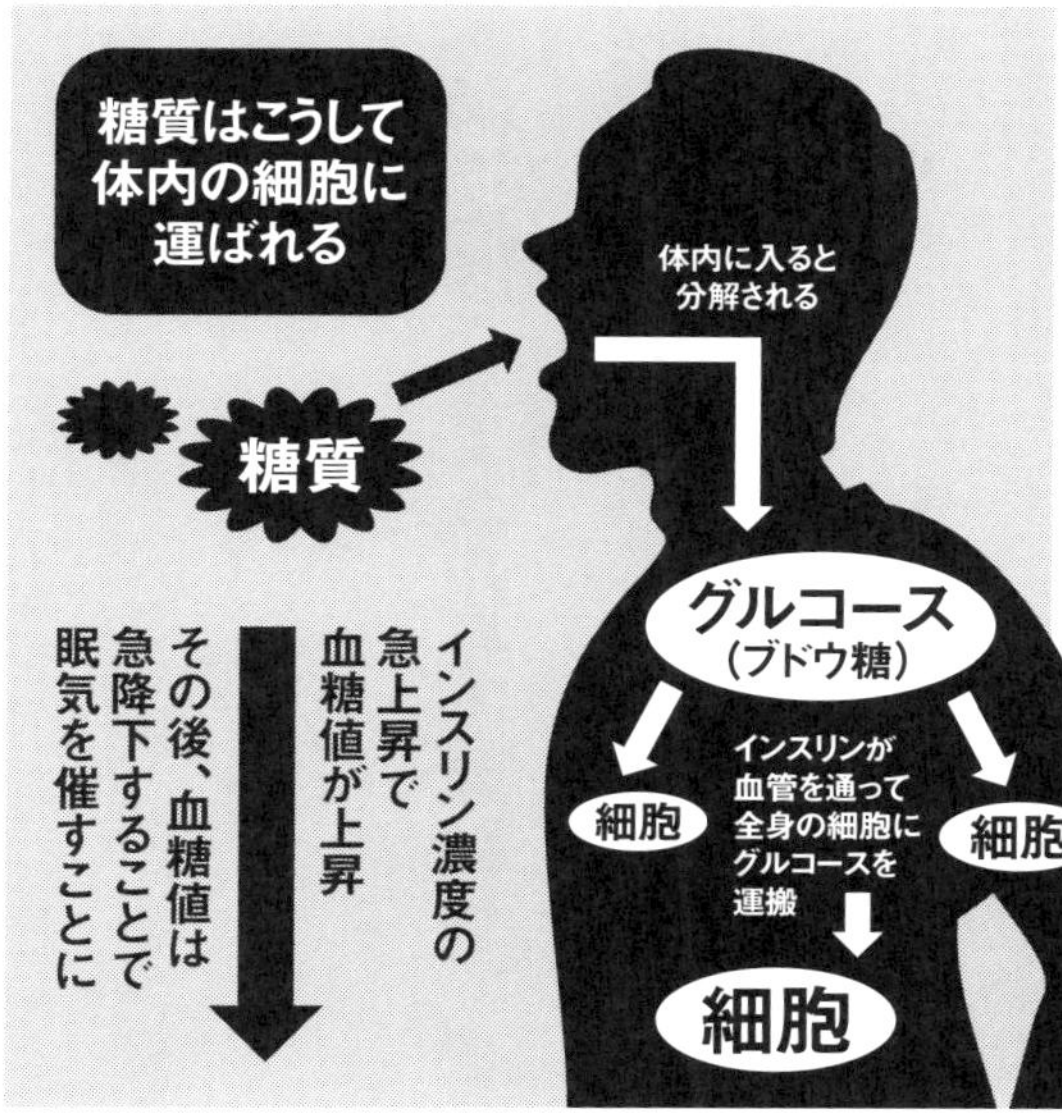
糖質はこうして
体内の細胞に
運ばれる
糖質
体内に入ると
分解される
グルコース
（ブドウ糖）
細胞
インスリンが
血管を通って
全身の細胞に
グルコースを
運搬
細胞
細胞
インスリン濃度の
急上昇で
血糖値が上昇
その後、血糖値は
急降下することで
眠気を催すことに

ますので、実際に活動のためのエネルギー源となっているのは、糖質と脂質の２つになります。

石川　食事で多くの糖質を摂っている人は、米、パン、パスタなど炭水化物から摂った糖質を分解してエネルギーを得ているわけですね。この炭水化物から摂られた糖質は、人の体の中でどんな働きをするのでしょう？

ジョーンズ　まず、糖質は体内に入ると分解されて「グルコース（ブドウ糖）」という物質になり、体内の細胞に届けられます。細胞はこのグルコースという物質を使ってエネルギーを作りだします。グルコースを全身の細胞に取り込むのが、すい臓から分泌される「インスリン」です。血液中ではグルコースを細胞内に取り込むインスリンが働いて、このときインスリン濃度の急上昇が起こります。これが、血糖値が上がっている状態です。

インスリンの濃度は糖が入ると一気に急上昇しますが、グルコースを細胞内へ運搬するという仕事を終えると一気に急降下します。このとき、血糖値も急速に下降します。すると、血液中のグルコースが不足した状態になります。エネルギーの源であるグルコースが不足するため、脳の働きが悪くなり、眠気を生じます。皆さんもおわかりになると思いますが、これが食後に仕事がはかどらず、眠気が襲ってくる原因です。

人間は脂質をエネルギー源にしてきた

石川　こうした食後に眠気に襲われ仕事が非生産的になること以外にも、糖質を摂らないほうがいい理由があります。先ほど、ジョーンズ博士から私たちの活動のためのエネルギー源になるものは糖質と脂質だというお話がありました。実は人間の体にはこの糖質と脂質のエネルギーを貯蔵するための２つの燃料タンクがあると考えてください。

糖質のタンクに貯蔵できるのは２０００kcal程度。人間が一日に消費するカロリーは1500～2000kcal。少しでも運動すれば数百キロカロリーを使ってしまうことになり、あっという間に糖質のタンクは空になってしまいます。それに比べ、脂質の燃料タンクは4万kcalも貯蔵できます。糖質のタンクの約20倍です。つまり糖質と脂質では持続力がまったく違うということです。

ジョーンズ　そのとおりです。私たちの祖先は400万年前に誕生したときからずっと穀物を栽培していたわけでなく、その後399万年は狩猟採集によって生活してきました。つまり、エネルギー源の中心は動物や魚介類などから得られるタンパク質と脂質でした。しかし狩猟生活では、いつも確実に食べ物を得ることはできません。そのため狩りに成功したときに食べられるだけ食べ、脂質としてエネルギーを体内に貯蔵し、脂質のタンクから少しずつ燃料を補給して生命活動を維持してきました。そして、脂質のエネルギーが切れたときにすぐに取り出せる、いわば「補助タンク」として糖質の燃料タンクを使っていました。私たち人類は、約400万年もの間、そうやって生きてきたのです。

穀物を栽培し、穀物に含まれる糖質からエネルギーを得るようになったのは、今からたった1万年前のことです。それ以前の399万年は脂質を体内で燃焼して生活してきたのです。私たちのこうした体の仕組みは現在もほとんど変わっていません。しかし、私たちの祖先が狩猟によって暮らしていた時代に比べ、現代の私たちは食べ物、特に炭水化物などを簡単に手に入れることができるようになりました。たった２０００ｋｃａｌの容量しかない糖質の燃料タンクですが、一日に何度も食べ物を補給することが可能なので、簡単に燃料を取り出せる糖質のタンクを使って暮らすようになってしまったのです。

しかし、糖質は本来、脂質のエネルギーがなくなったときに補助的役割で使うものです。その糖質を過剰に摂取することで、体のあちこちに不具合が生じることになります。

「シュガーバーニング」から「ファットバーニング」に切り替える

ジョーンズ　長い間、脂質をエネルギー源として活動してきた私たちの体は、「シュガーバーニング」（糖質燃焼型）ではなく「ファットバーニング」（脂質燃焼型）に適した仕組みになっています。糖質をエネルギーに変える「シュガーバーニング」は私たちの体のエネルギー供給を不安定にし、本来の仕組みである「ファットバーニング」の代謝システムの働きを妨害します。

したがって、真に高い水準で安定した脳と体の機能を引き出すには「シュガーバーニング」から「ファットバーニング」に切り替えなくてはなりません。特にいつでも食事を取ることができる現在のような飽食の時代では、食事の回数も種類も量も飛躍的に増えています。スイーツなどの甘い嗜好品も次々と登場し、私たちはこれまでにないほど糖質を摂る生活を送るようになりました。

石川　その結果、さまざまな悪影響が出ていますね。

ジョーンズ　はい。実際に日本で約2万9000人の男女を対象に、16年間にわたってその食事と死亡原因及び死亡率の関連について調査しました（『British Journal of Nutrition』誌より）。その結果、男性の死亡原因はがんが全体の36％、循環器系疾患が27％と多く、加工食品やはちみつ、清涼飲料水に多く含まれる遊離糖（ブドウ糖、果糖、ショ糖を含む）や天然糖の高摂取が死亡率を増加させることがわかりました。この砂糖類の高摂取は、がんと循環器系疾患以外が原因の死亡率も上昇させています。そして、女性ではがんが死亡原因の26％、循環器系が37％となり、遊離糖の高摂取があらゆる原因の死亡率を増加させていることがわかりました。

そもそも、1万年前の人類は、1年で小さじ100から500杯の自然の砂糖を摂取していたと、ある科学者は推定しています。では、今はどうか。なんと日本人は、年間で

16・5kg（2018年、国際砂糖機関年鑑より）、小さじにして4000〜5500杯もの砂糖を摂取しているのです！　これが皆さんの体に悪影響を及ぼすことは、誰の目にも明らかです。

石川　糖質を摂るデメリットとしてまず挙げられるのは、先に述べたインスリンのスパークですね。体内に糖質が入るとインスリンが一斉に出動し糖質を分解してつくられたグルコース（ブドウ糖）を体内の細胞に運びます。このため血糖値が一気に上昇し、その後は急激に下がります。この影響で眠くなってしまうようなことが起こるのですが、さらにその上下動によって血糖値が急激に下がり、「糖質が欲しい」という激しい飢餓感に襲われます。ですから、甘いものを食べると、さらに甘いものが食べたくなったり、食欲をコントロールできなくなります。ドカ食いなどをしてしまうのもこれが原因です。

糖質が細胞に悪影響を及ぼす

ジョーンズ　糖質がもたらす体内の変化は、エネルギーの不安定さだけではありません。糖質は体内で炎症を引き起こしたり、「コゲ（糖化）」を細胞内や関節につくります。この

「コゲ」は「AGE（終末糖化産物）」と呼ばれ、活性酸素により体の老化を加速させ、体内に起きるさまざまな問題の原因となっていることが近年の研究で解明されています。

健康な細胞の細胞膜は弾力性に富んでいます。酸素や栄養素をスムーズに細胞内に取り込み、老廃物、毒素を排出して細胞はどんどん元気な状態になっていきます。これは「幸せな細胞」の状態です。健康的な脂肪を細胞内と細胞膜の周りに持っており、これにより細胞が体と最適な状態でメッセージを伝達できるようになり、体内のエネルギーが向上し、全体的な免疫システム機能を向上させます。

健康な細胞は細胞内に適量の糖質を含んでいます。ですから必要な糖質は細胞内に問題なく入っていきます。一方、炎症を起こした不健康な細胞の細胞膜には柔軟性がなく、鉄板のように硬くなってしまいます。

この状態では細胞に必要な糖質などの栄養素と酸素がスムーズに通ることができません。糖質も細胞膜のポンプがうまく機能せず入っていけなくなります。これは「インスリン抵抗性」と呼ばれ、細胞膜上のポンプを稼働させるカギであるインスリンが効きにくくなり、インスリンが大量に分泌されても血液中のグルコースが細胞内に運び込めなくなり、血糖値を十分に下げられなくなってしまう状態です。

石川　インスリンが出ているにもかかわらず、インスリンの働きが悪くなった状態ですね。インスリン抵抗性が存在すると、内臓脂肪の蓄積が起こりやすい、つまりメタボリック症候群へとつながっていく可能性があります。こうして高血圧、動脈硬化、糖尿病などさまざまな合併症の原因になります。

今日では多くの人がこの症状を抱えています。これは私たちが糖質を過剰摂取することで起こるものです。この結果、最終的には体内細胞の働きを低下させてしまいます。ですから食事を変え、生活習慣を改善することで健康な細胞を手に入れる必要があるのです。健康な細胞は、高いパフォーマンス力のある人をつくります。これが、ちゃんと機能している細胞が持つ力です。そしてそのような細胞は、健康的な脂肪と糖質を摂取しています。

がん、心臓病、うつの要因にもなりうる

石川　一方、糖質を過剰摂取している人の弊害は、満腹ホルモンの分泌量減少による肥満だけでなく、血糖値の急激な上下に伴う脳機能の低下など、数多くの問題があります。また、あらゆる病気の原因となる「慢性炎症」を引き起こしますね。

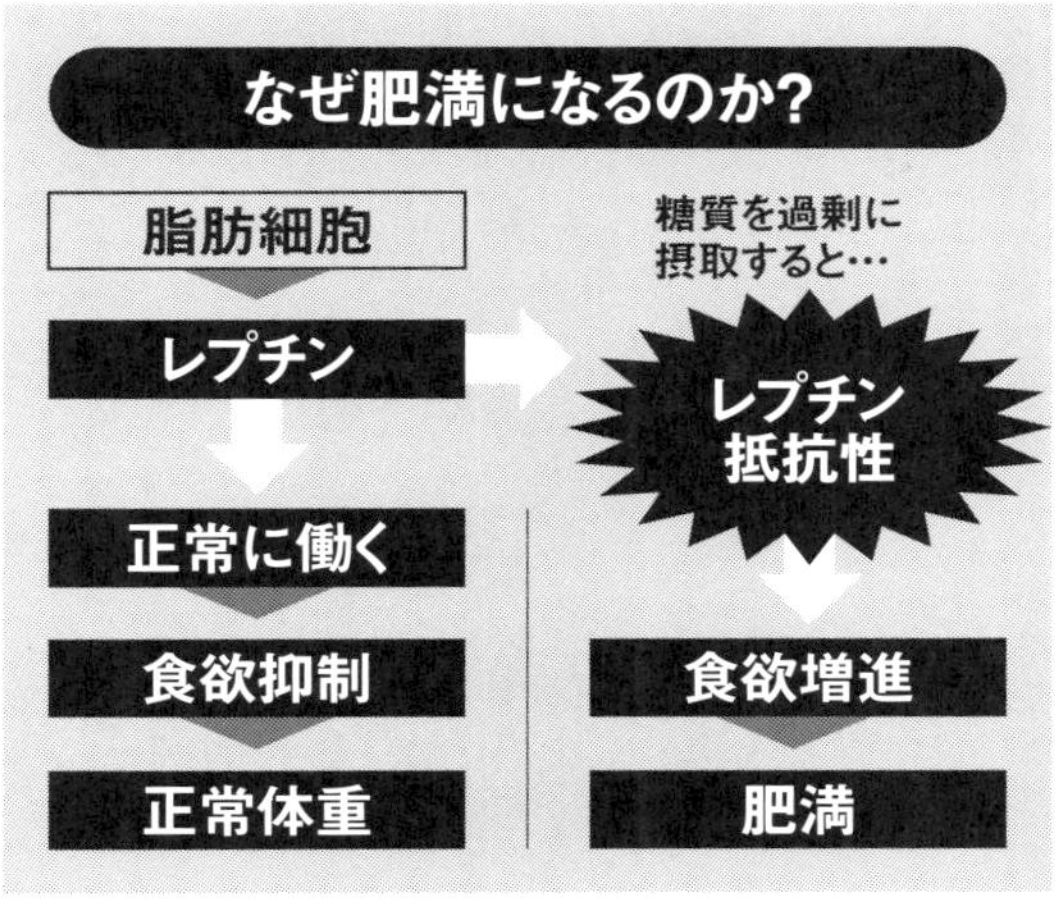

ジョーンズ　そうです。体内における炎症はがんや心臓病、うつ病、アルツハイマー病、脳梗塞などの要因になります。発生する可能性のある病気のリストはいくら挙げてもきりがありません。ほかにも「レプチン抵抗性」という問題が発生します。

レプチンは脂肪細胞から分泌されるホルモンの一種で、脳の摂食中枢に作用して食欲をコントロールし、脂肪をエネルギーとして燃焼するよう体に指示を出す役割を担います。食欲を抑制してくれるのです。ですから、レプチンが正常に働いてくれるほうがいい。ところが、糖質を過剰摂取すると、「レプチン抵抗性」が生じて、レプチンが働かなくなり、肥満になってしまうのです。

石川　もし割れた腹筋が欲しかったり、筋肉をつけたいのであれば、体内のレプチン伝達を最適化するのが効果的ということですね。これを実現して肥満の悩みを解消するたったひとつの方法が、糖質の摂取量を減らすこと。そして、健康な脂質へと切り替えることなのです。

避けるべき精製糖質はこれ

ジョーンズ　特に精製された砂糖は、肥満の原因になるほか、心臓病、糖尿病、認知症などの慢性的な症状の原因のひとつとされています。先ほどお伝えしたようなうつ病などの症状を引き起こす可能性とともに、糖の多い食事は減量しにくい体になってしまう可能性が高いのです。ですから、次のような砂糖と穀物は避けるようにしましょう。

【避けるべき砂糖と穀物】
白砂糖
黒砂糖
異性化糖（果糖液糖、ブドウ糖果糖液糖、果糖ブドウ糖液糖）

コーンシロップ
精製されたシロップ
白米
白パン
小麦粉（国内で一般的に出回っているもの）
精白小麦を用いた麺類（パスタなど）

糖質制限ダイエットのここが危険

ジョーンズ　糖質を摂らないほうがいい理由をもう少し述べましょう。先ほど、グルコース（ブドウ糖）が体内に入るとインスリンの分泌が一気に上昇し、その分だけ急降下し、それに伴い血糖値も一気に下がるため、体は均衡を保つために血糖値を上げようとし、さらに糖質が欲しくなる、というお話をしました。

繰り返しになりますが、甘いものを食べるとさらに甘いものが食べたくなる。つまり糖質の悪い連鎖が起こります。甘いものを食べるたびにインスリンが激しく上下動を繰り返し、血糖値も上下動を繰り返すことで細胞に供給されるエネルギーも不安定になり、内臓の機能が安定しなくなるからです。これは不安定な電源でコンピューターを動かしているようなもので、脳に送られるエネルギーが安定せず、その結果、集中力と記憶力も低下してしまいます。

それに比べて脂質はインスリンの急上昇や急降下を招くことなく、安定した状態を維持してくれます。エネルギーも脂質の燃料タンクから安定的に供給されるため、体の機能を高いレベルで維持できるようになり、脳の機能も安定します。頭が冴え、集中力が増すのはそのためです。つまり、糖質を制限することと、良質のアブラを摂ることは一対のもので、どちらが欠けてもいけません。

例えていえば、今まで小さな燃料タンクのガソリンで動かしていた体を、大きなタンクのジェット燃料で動かすようにする。それが糖質を減らして良質なアブラを摂るということなのです。

石川　ちなみに、炭水化物などの糖質を制限することで脂質を燃焼させようというのが、最近もてはやされている糖質制限ダイエットですね。

ジョーンズ　そうです。しかし、単に糖質を摂取しないだけでは、体にいいとは言えません。この方法の最大の欠点は、体に脂質を供給しない危険性があることです。つまり糖質に替わるエネルギーを補給しない状態を続けることで、逆に体のバランスを崩してしまうのです。

いくら脂質の燃料タンクが4万kcalだといっても、そこには限度があります。つまり糖質制限ダイエットでは、脂質のタンクのエネルギーを使いきってしまい、空っぽのままになってしまうのです。「糖質制限ダイエットで倒れる」という事例が続出するのはそのためです。

悪いアブラを避け、良いアブラを摂る理由

良いアブラが細胞を生き返らせる

ジョーンズ　では、なぜ良いアブラが私たちの体に大きなメリットをもたらすのか。その理由はシンプルです。人間の体には細胞が60兆もありますが、その細胞膜がアブラ（脂

肪）でできているからです。体を構成する細胞の細胞膜が「悪い」アブラでつくられてしまったら、体のあちこちに不具合が生じることは容易に想像がつきますね。

なかでも「脳」は、乾燥重量（水分を除いた重さ）の60％を脂肪が占めているという、まさに脂肪の塊のような存在です。その脂肪が悪いアブラでつくられてしまうと、脳細胞同士のコミュニケーションがうまくいかなくなり、脳の機能が十分に発揮されません。

石川　先ほど糖質が細胞を破壊ないしは損傷を与えることで炎症を起こすというお話をしましたが、良いアブラを摂ることはこの炎症を抑える効果もあるのですね。

細胞膜は脂肪でつくられていますが、良いアブラを摂ると細胞膜が健康になり、細胞にとって必要なものを吸収できるようになります。細胞自身が健全な状態になるので機能が活発になり、細胞内にたまっている毒素を短時間で排除するようになります。細胞を攻撃してくる活性酸素や細菌などに対抗する力も高まるのです。

ジョーンズ　アブラを摂取しても、それが良いアブラであれば健康で引き締まった体をつくる源になってくれます。それは、多くの栄養素のなかでも脂質が体内で起きる最も多くの化学反応に関係しているからです。例えば脂質はホルモンや酵素の材料になるばかりでなく、細胞膜にも使われますし、脳内の神経伝達物質にもなります。

石川　良いアブラをきちんと摂ると、細胞が元気になり内臓の働きもよくなりますし、皮膚や髪も美しくなりますよね。

ジョーンズ　体の細胞は常に入れ替わっているので、良いアブラの摂取を続けていれば、新しくつくられる細胞はみな良いアブラを材料につくられた質の良い細胞に生まれ変わるというわけです。また、アブラは体内で脂肪酸に代わり脂肪細胞に蓄えられます。すると脂肪細胞からは先ほど説明した「満腹ホルモン」のレプチンが分泌されます。つまり満腹のサインが出ておなかがすかなくなるので、食欲を抑制し、肥満になりにくくなるのです。

「アブラはカロリーが高いから太る」は大きな誤解

石川　ここで、皆さんの脂質（アブラ）に関する大きな誤解を解いておきたいと思います。まずアブラは高カロリーだから太るという誤解です。単純に糖質と脂質をカロリーで比べた場合、糖質のほうがまだよいのでは？という考え方をしている人も多いようです。

断言します。アブラは太りません。確かにアブラはカロリーの高い栄養素です。ですからアブラを使用した食べ物は、ダイエットを志す人は最初に避けるでしょう。しかし、カロリーが高いものを食べたら太るということ自体が大きな誤解なのです。

ジョーンズ　アブラはカロリーこそ高いですが、体に対して「太る」信号を出すことはありません。体に「太る」信号を出すのは、炭水化物や砂糖などの糖質なのです。では、なぜ糖質が「太る」信号となってしまうのか。

炭水化物や砂糖は体内に入るとすぐにグルコース（ブドウ糖）に変化し、これを細胞に運ぶためインスリンが一気に急上昇することは説明しましたよね。しかし、細胞が受け取ることができるグルコースには限界があります。そのため、引き受け手のないグルコースが体内に多く発生します。これが高血糖の状態です。

この行き先のないグルコースを引き受けるのが脂肪細胞です。脂肪細胞はグルコースを脂肪酸に変えて、体脂肪として蓄積します。蓄積されるのは先に触れた2つの燃料タンクのうちの脂質のタンクです。ここには、脂質から脂肪酸に変わった燃料と、糖質から脂肪酸に変わった燃料が貯蔵されています。しかし、脂質が脂肪酸に変化するには多くの工程が必要となるため、脂質から変化する脂肪酸はそれほど大量にできません。つまり、脂質は脂肪酸になるには効率が悪いのです。さらに脂肪酸は脂質から脂肪酸という燃料に変わるために炭水化物を必要とします。よって脂質を摂取しただけでは、脂肪酸に変化することはなく、体脂肪にはならないのです。これに対し、炭水化物や砂糖などの糖質はすぐにグルコースとなり、細胞が引き受けない分は体脂肪となって「太る」ことにつながります。

つまり、

良質な脂質➡太らない

糖質➡太る

悪質な脂質＋糖質➡とても太る

　ということになります。

石川　太るという点でいえば、最悪なのは悪質なアブラとともに大量に炭水化物を摂取する食事、あるいは炭水化物だけの食事ということですね。逆に良質なアブラを中心にし、炭水化物を制限すれば「太る」方向に向かうことはないのです。

私たちが摂取すべきアブラの基礎知識

ジョーンズ　それでは、健康的な良いアブラと悪いアブラの違いについてお伝えします。これは大切な基本的知識ですので、ぜひ押さえてください。カギになるのは、体内では生成することができない2種類の必須脂肪酸が存在するということです。それが「オメガ6不飽和脂肪酸」と「オメガ3不飽和脂肪酸」です。これがさまざまなアブラの中に含まれています。まずアブラには、「飽和脂肪酸」と「不飽和脂肪酸」があります。

●飽和脂肪酸→常温で固形になるアブラ。肉や乳製品に多く含まれていて酸化しにくい。

●不飽和脂肪酸→常温では液体になるアブラ。魚や植物性のアブラに多く含まれ、飽和脂肪酸に比べて酸化しやすい。

さらに、不飽和脂肪酸は「一価不飽和脂肪酸」と「多価不飽和脂肪酸」の2つに分かれます。

●一価不飽和脂肪酸→オメガ9系の脂肪酸。体内でつくられる。

●多価不飽和脂肪酸→オメガ6系、オメガ3系の脂肪酸。体内でつくることができない。

ここで整理してみましょう。

アブラ（脂肪酸）一覧

<table>
<tr><th colspan="3">不飽和
脂肪酸</th><th>飽和
脂肪酸</th></tr>
<tr><td colspan="2">多価不飽和
脂肪酸</td><td>一価不飽和
脂肪酸</td><td rowspan="3">バター
ギー
牛脂
ココナッツ
オイル
パーム油
など</td></tr>
<tr><td>オメガ3
（αリノレン酸）
（DHA）
（EPA）</td><td>オメガ6
（リノール酸）</td><td>オメガ9
（オレイン酸）</td></tr>
<tr><td>魚のアブラ
エゴマ油
アマニ油
ヘンプシード
オイル
など</td><td>大豆油
コーン油
サラダ油
ゴマ油
グレープ
シードオイル
など</td><td>オリーブ
オイル
アボカド
オイル
米油
なたね油
など</td></tr>
</table>

飽和脂肪酸とオメガ9は体内で生成することができるが、オメガ6とオメガ3はできない。そのため、食品から摂取する必要があり、「必須脂肪酸」と呼ばれる

石川　この中で、特に重要な「オメガ6」と「オメガ3」の2つは、体内で生成することができない「必須脂肪酸」であるため食べ物から摂取するしかありません。

ジョーンズ　体内で生成できないにもかかわらずオメガ6とオメガ3は非常に重要で、例えば脳の構成要素の10％はオメガ6、14％がオメガ3でできています。つまり脳には欠かせない存在なのです。

2014年に、平均年齢70歳の1000人以上の女性を対象に、脳の体積とオメガ3脂肪酸の関係を調べる研究がアルツハイマードラッグディスカバリー財団で行われました。まず全員の脳をMRIでスキャンして脳の体積を測り、8年後にもう一度、脳の体積を測りました。2度目の測定のとき、検査対象の女性は平均で78歳になっていましたが、オメガ3脂肪酸に含まれるEPA（エイコサペンタエン酸）とDHA（ドコサヘキサエン酸）の血中濃度が高いグループの女性は、低いグループの女性に比べて脳の体積が大きいという結果が出ました。とりわけ、アルツハイマーの症状が出る前に萎縮する海馬という脳の部位の体積が2・7％も大きかったのです。このことからオメガ3が脳の収縮や加齢を防ぐ働きのあることがわかりました。ただし、ひたすらオメガ6とオメガ3を摂取すればいいのかというと、そうではありません。バランスよく摂る必要があります。

「オメガ6」と「オメガ3」は摂取バランスに注意！

ジョーンズ　健康的な脂肪の比率はどれくらいかというと、オメガ6：オメガ3が4：1の割合で存在する状態です。2：1でもいいでしょう。この比率が健康的な細胞をつくり、健康な状態を維持するのです。

石川　しかし、欧米型の食事が多くなっている今日、実際は理想的なバランスが崩れてオメガ6とオメガ3の比率は10：1以上になっているとも言われています。このバランスの崩れた状態が細胞炎症を引き起こし、体調を崩すさまざまな症状の原因になってしまうのです。動脈硬化を招き、脳梗塞や心筋梗塞などのリスクが高まるほか、肌に湿疹が出るなどの症状も引き起こしてしまうのですね。

ジョーンズ　これは大きな問題です。例えばアーモンドオイル100gにはオメガ6が17gでオメガ3はゼロ。同様にそれぞれ100gのうちコーンオイルはオメガ6が53gでオメガ3は1g。グレープシードオイルはオメガ6が70gでオメガ3はゼロ。大豆油はオメガ6が50gでオメガ3は7g。ピーナッツオイルはオメガ6が32gでオメガ3がゼロです。

こうしたアブラは、加工食品を通して頻繁に摂取されています。不健康なアブラを摂取していると、体内の理想的なバランスが大きく崩れてしまいます。とてもすすめられません。

「良いアブラ」一覧

ジョーンズ　では私たちが摂るべき「良いアブラ」とはどのようなものでしょうか？　良いアブラのポイントは、２つです。

●加工のプロセスが少ない

●グラスフェッド（放し飼いで良質な草を食べて育った）の牧草牛から作られたもの

代表的な商品としては次のようなものが挙げられます。

【「良いアブラ」一覧】

◎エキストラバージンオリーブオイル

★ココナッツオイル

★グラスフェッドバター

★ギー
・アボカドオイル
・魚の油（オメガ3脂肪酸）
・ナッツと種
・遺伝子組み換え飼料を与えていない平飼いの卵
・牧草牛
・MCTオイル（MCT: Medium Chain Triglyceride 中鎖脂肪酸）
・エキストラバージンパーム油（椰子油）
・ヘンプシードオイル（麻の実油）
・全脂肪の乳製品
・ダークチョコレート

石川　これらの中で★印がついた「ココナッツオイル」と「グラスフェッドバター」「ギー」は、料理の際に加熱しても酸化せず、良いアブラの状態で摂取することができるものです。このグラスフェッドバターは、日本でもネットショップなどを利用すれば1kg

2500〜3000円程度で購入可能です。「ギー」はインドなど南アジア諸国で古くから使われてきた乳脂肪製品で、牛乳や水牛のバターをゆっくり加熱し、水分やタンパク質を取り除いた純粋な乳脂肪です。

◎印のついた「エキストラバージンオリーブオイル」は、従来は加熱せずに摂取することがすすめられてきましたが、近年、加熱しても良いアブラとしての特性が失われないという実験結果が公表されて、現在も研究が進められています。ちなみに、エキストラバージンオリーブオイルの発煙点は約190℃と比較的低いため、低温で調理するようにしてください。基本は生でいただくのがおすすめです！

このリストの中で皆さんにとっていちばん馴染みがあるものは、やはりオリーブオイルでしょう。多くのオリーブオイル製品が100％抽出をうたっていたりするのですが、残念ながら不純物が入っている場合も多いようです。そこで、優れたオリーブオイルを見抜くためのポイントをいくつかお伝えします。まずは、「遮光性の高いボトル」に入っているもの。「オーガニック認証」マークがついているものを選ぶといいでしょう。また、あまり価格が安いものはおすすめできません。そして、ポイントをもうひとつ。これは私の経験に基づいた見分け方ですが、オイルを舐めたときに「ピリッとした刺激」を感じられることです。皆さんもぜひ味見をして比べてみてください。

「悪いアブラ」の代表格「トランス脂肪酸」

石川　良いアブラはあなたの脳や体のパフォーマンスを最高の状態にしてくれます。しかし、これから紹介する「悪いアブラ」は、体や細胞に確実にダメージを与えます。悪いアブラとは大きく分けて次の2つです。

●トランス脂肪酸
●加工されたアブラ

例えば、皆さんの身の回りにある、悪いアブラを使っている食品は次のページのとおりです。

【「悪いアブラ」一覧】

・マーガリン
・サラダ油
・キャノーラ油
・ショートニング（ラードの代用品として植物油から作られた食品添加物。焼き菓子などの原材料として用いられる）
・コーン油
・コットンシード油（「ピュアオイル」という表記の製品に相当）
・なたね油
・植物性クリーム
・水素油
・大豆油
・植物油
・ひまわり油

どれもスーパーなどでよく見かけるものですね。

ジョーンズ　悪いアブラの代表格は「トランス脂肪酸」です。非常に毒性の強いアブラで、加工や加熱など人工的に手を加えると毒性が生じます。マーガリンやショートニングがこのトランス脂肪酸を含む製品です。また高温で調理された揚げ物も、多くの場合、アブラがトランス脂肪酸に変化しています。

トランス脂肪酸は細胞を攻撃し、体内でその毒が代謝されて消えるのに２４０日もかかるとされています。つまりトランス脂肪酸を摂ったのが一日だけであれば２４０日かければなくなりますが、もし常時、摂取しているのであれば、永続的にトランス脂肪酸の毒にさらされることになり、体の至るところで炎症を起こす原因となります。

トランス脂肪酸の毒にさらされると、血液中の悪玉コレステロールが増加し、善玉コレステロールが減少してしまいます。その結果、細胞膜が硬化し、がんや動脈硬化、心臓病、糖尿病、その他の慢性疾患などさまざまな病気を引き起こす危険性が増加します。あまりに危険であるため、アメリカでは２０１５年、ＦＤＡ（アメリカ食品医薬品局）が食品にトランス脂肪酸を使用することを禁止したほどです。

石川　ただ日本では米国などと比較すると摂取量が少ないという理由で、まだ規制の対象

にはなっていません。つまり野放し状態にあります。トランス脂肪酸が生じる主な状況は、

●液体のアブラ（植物油など）に水素を添加して硬化させ、固形にする
●液体のアブラ（植物油など）を高温で揚げたり、炒めたりする

というケースです。

1つめの液体のアブラ（植物油）を固形にしたものの代表格がマーガリンです。これはバターや生クリームの代替品として作られたもので、植物油を加工して製造されています。バターや生クリームに比べて安価なため、食品製造においても多用されています。

マーガリンが体に悪いことはご存じの方も多いと思います。もうバターの代わりにパンにつけて食べるといったことも徐々になくなってきました。しかし、お菓子やケーキなどの原料として使われていることが多く、この場合は表示義務もないため知らず知らずのうちに食べているというケースは、かなり多いと思います。

「加工を重ねたアブラ」は避ける

ジョーンズ　そしてもうひとつ、食品として口にしやすい悪いアブラがあります。その代

表格がショートニングです。これは植物油を原料としたクリーム状の食用油脂のことです。イメージとしては、マーガリンから水分と添加物を除去した純度の高い（より悪い）油脂ともいえます。ショートニングは多くの食品に原材料として入っています。特にパンやクッキーなどの原材料を見ると、必ずといっていいほど使用されています。

このショートニングをはじめとする悪質なアブラは細胞間のやり取りを破壊し、がん、心臓病、体重増、神経系疾患の原因になるという研究結果が出ています。またほかにも、

・生殖器官にダメージ　・学習障害　・肝臓と肺にダメージ
・免疫力が低下　・身体的、精神的な発育を妨げる　・老化を促進させる

などの原因になっているという研究結果があるほどです。何げなく日常的に取り入れているものだけに、こうした研究結果には驚く方も多いことでしょう。

悪いアブラがこれまでにないほど社会で一般的になっている理由のひとつは、植物油の使用が急増していることです。近年、バターの消費量が減少し、マーガリンやショートニングの消費量が劇的に増加しています。食品業界は、液体植物油の多用途性を発見し、これらの製品の使用を増やすことを強く求めてきました。植物油に水素を添加することによって、食品を長期保存することができるのを発見したからです。

高温調理した揚げ物は意識して食べない

石川　高温で揚げたアブラも、トランス脂肪酸を発生させます。例えば揚げ物。ファストフードのポテトに代表される食品も、もちろんトランス脂肪酸が多く含まれていると考えて間違いないでしょう。

またトランス脂肪酸に負けず劣らず良くないのが、サラダ油やキャノーラ油などのアブラです。こうしたアブラは製品化するために多くの加工を施しているのですが、そのプロセスで毒性の強い化学溶剤が使用されています（安価な油とは「溶媒抽出」されたものであり、「低温抽出」と記載された製品はこれには当てはまりません）。アブラは加工をすればするほど自然の状態から遠のき、体にとって悪いアブラになっていきます。サラダ油にはオメガ6脂肪酸が大量に含まれています。問題はこのオメガ6脂肪酸には炎症性があり、がんや動脈硬化、心臓病、糖尿病、その他さまざまな疾患を引き起こすリスクが増大する点です。こうしたサラダ油やキャノーラ油などは、炒め物や揚げ物に使われていることが多く、意識的に避けるようにしましょう。

遺伝子組み換えのアブラには要注意

石川　トランス脂肪酸などとともに「悪いアブラ」のひとつに挙げられるのが「GMO（遺伝子組み換え作物）」を原料にしたアブラです。GMOとは、遺伝子を操作して性質を変えてしまった作物です。コーン油などがその代表例です。GMOのコーンは価格が安く大量供給できるためコーン油の原料になっています。

ヨーロッパではこのGMOを食用にすることは禁止されていますが、日本では広く流通しています。なぜ日本やアメリカでは規制されておらずGMOが流通しているのか。それはアメリカの大手化学企業にとって莫大な利益につながるからです。

GMOは、私たちの体に大きな影響を与えています。GMOを摂取しているのは人だけではありません。私たち以上に牛や豚、鶏などの家畜がGMOの穀物を交ぜた飼料を摂取しています。特に牛は食肉だけでなく、牛乳やバター、チーズなどの乳製品になります。

動物から取れるバターやラード、脂身は「飽和脂肪酸」なので、トランス脂肪酸に変異する心配もなく、良いアブラであるとお伝えしました。しかし、こうした飼料を食べて育った家畜の肉や乳製品は、私たちの遺伝子にも悪影響を与えてしまう悪いアブラなのです。

また、多くの農薬や除草剤が散布されています。これらは食品を通して体内に入るとさまざまな問題を起こします。また、毒素の影響で体内のエネルギーを枯渇させてしまいます。

日本の「アブラ」環境は危機的状況にある

石川　1977年に発表された「マクガバン・レポート」という5000ページに及ぶ報告書があります。これは被験者3000人近くの食生活を2年間追跡調査したもので、この報告書の中で「元禄時代の日本食」が称賛されていたことがきっかけとなり、「日本食＝健康的」というイメージができあがりました。このため日本食はヘルシーだという外国人が少なくありません。

しかし、どうもこのところ、こうした状況に変化が生じています。例えば日本では心臓病やがんで亡くなる人が増加しています。今や日本人の2人に1人ががんになるというのは、よく知られています。また年間死亡者の3人に1人はがんで亡くなっています。

ジョーンズ　私はこの原因のひとつに、日本人が悪いアブラを摂取し続けていることがあると考えています。そもそもアブラが健康に良くないという間違った先入観を持っているのはアメリカも日本も同様だと思います。しかし、先に説明したとおり、アメリカではアブラでも「悪いアブラ」を摂取しないよう、特にトランス脂肪酸を禁止しています。

石川　しかし日本ではまだ「良いアブラ」と「悪いアブラ」の区別が明確にされておらず、さまざまなアブラを摂取している状態です。そのため、アブラについての知識が少なく、良いアブラを摂取せず、悪いアブラの影響を受け続けることになっています。これが日本人のがん死亡率が上昇している原因のひとつになっていると考えられます。

ジョーンズ　アメリカで最も権威あるがんセンターのひとつ、テキサス州立大学MDアンダーソンがんセンターが衝撃のレポートを発表しました。このレポートには次のような内容が記されています。

「生活習慣を変えることで、がん遺伝子を発現させないことができる、遺伝子はほとんどの病気の原因とはならない。環境、つまりライフスタイルが90～95％の慢性病の原因である」

このように、病気の原因の90％以上を自分自身がつくり出しているということ。逆にいえば90％以上はコントロールが可能だということを示しています。

石川　これまで、がんは遺伝子的な要素が大きいとされてきました。しかし最近の研究では、たとえがんになる遺伝子があったとしても、必ずしもがんになるわけではないということがわかっていますね。

ジョーンズ　劣悪な環境にさらされ続けることで、がんになる遺伝子が働き、がんを発症するということ。つまり、遺伝子が悪いのではなく環境が悪いためにがんを発症しているのです。逆に良い環境にあれば、がんの遺伝子は働かず、発症しにくいということです。

では体内の良い環境とは何なのでしょう。これはすなわち、細胞が良好な環境にあるかどうかということです。そして最も大切な要素が細胞膜です。すでに細胞膜はアブラでできている、という話をしましたよね。ですから、日々の食事で良いアブラを摂ることが大切なのです。

パフォーマンスを最大化するためのアクションステップ

石川　本章の最後に、改めて「シュガーバーニング」から「ファットバーニング」へ切り替えるための「糖質制限」、そして「良いアブラ」と「悪いアブラ」の見分け方についておさらいをしたいと思います。ポイントは次の４つ。

1．精製した糖質を避ける

・糖質の過剰摂取の危険性を知る
・白砂糖、白米、小麦粉などをできるだけ摂取しない

2．トランス脂肪酸を避ける

・マーガリンやショートニングなどが入ったトランス脂肪酸を避ける
・ファストフードやコンビニの揚げ物など、高温で調理するような食べ物はアブラが変質するので避ける
・アブラはできるだけ加熱しないで摂るようにする
・アブラは、ココナッツオイルやオリーブオイルなど、製造段階において工程が少ないものを選ぶ
・アブラを加熱して使いたいのであればギーやグラスフェッドバター、ココナッツオイルがおすすめ

3. 遺伝子組み換えでないものを選ぶ

・食品の原材料表示をチェックし、不健康な脂肪が含まれていないか確認する
・キャノーラ油やコーン油など、ＧＭＯの種や穀物を使った植物油は避ける
・「遺伝子組み換えではない」旨の表記を意識的に確認する

4. グラスフェッドの動物から作られたものを選ぶ

・穀物ではなく、放し飼いで良質な草を食べて育った牛の肉やアブラを摂るようにする

このようにして、食事から有害な糖質と悪いアブラを取り除き、健康的で栄養豊富な脂肪に置き換えましょう。これが皆さんのパフォーマンスを最大化する第一歩になることを覚えておいてください。

第2章

「人生を劇的に変える食事」を実践する

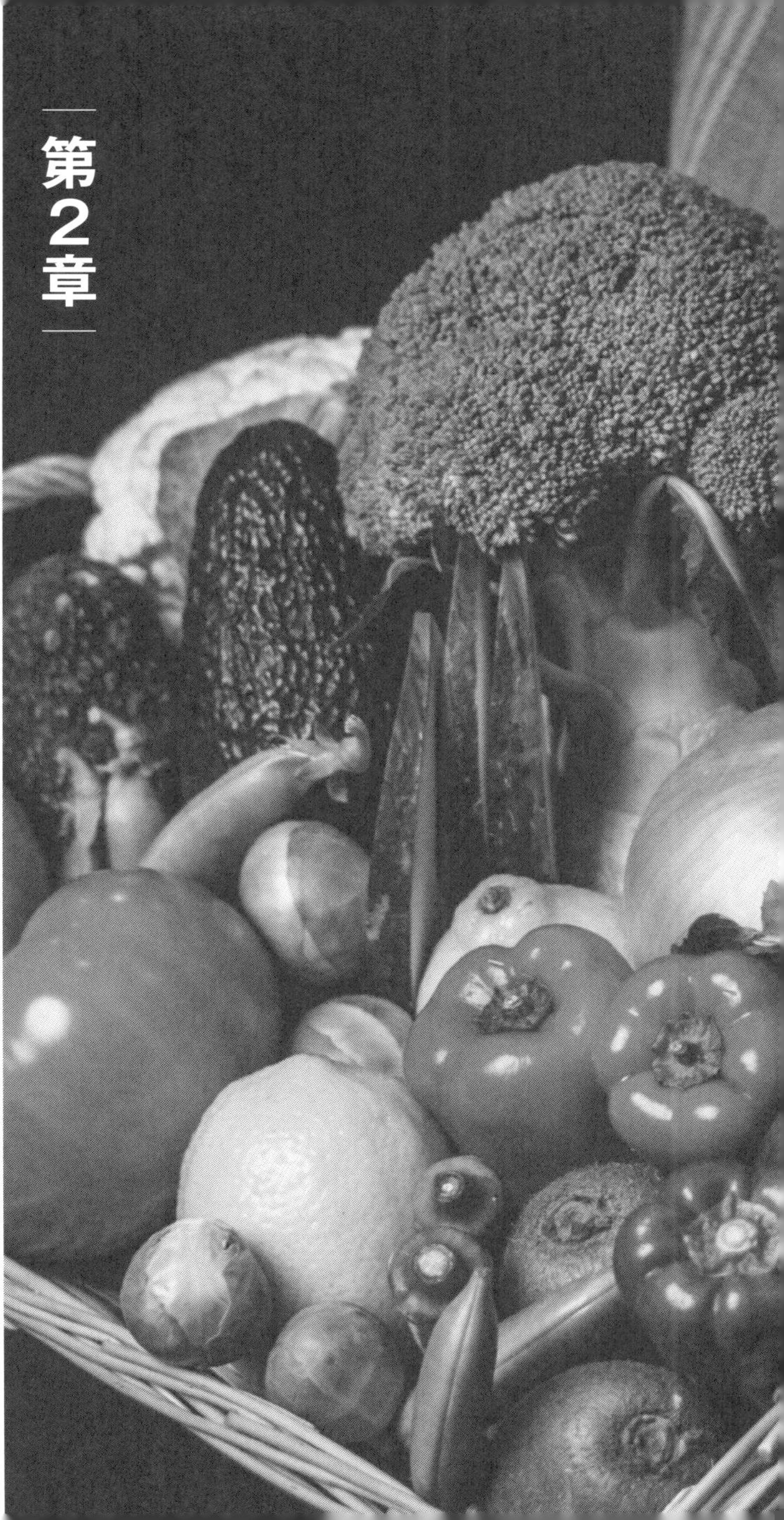

医学的に正しい食事のための準備

世界のエグゼクティブも実践して効果を実感

石川　第1章でも紹介しましたが、人間の体には2つの代謝システムがあり、ひとつは糖質を燃焼させている「シュガーバーニング」の状態、そしてもうひとつは脂肪を燃焼させている「ファットバーニング」の状態です。充実した生活を送るエグゼクティブは、本書の食事術を習慣にすることで「ファットバーニング」の状態で毎日を過ごしています。競争社会でしのぎを削る彼らは、体も脳もつねにトップレベルのパフォーマンスを維持しなければ生き残っていけません。エネルギーの上下動が激しく安定しない「シュガーバーニング」の状態では、とてもベストのコンディションを保つことはできないのです。

だからこそ、成功している起業家の多くは食事に対して強いこだわりを持っています。体調を整え、パフォーマンスを上昇させることは、すべて食事にかかっているのですから、当然といえば当然でしょう。実際、ジョーンズ博士はハリウッドスターや経営者、さらにサウジアラビアの王族にまで指導を行っています。

つまり、ここで紹介しているのは、世

界中のエグゼクティブが密かに実践する最先端の食事と健康メソッドなのです。

ジョーンズ　一例を挙げれば、私のクライアントに、ある会社経営者がいます。彼はそれまで炭水化物中心の食生活を送り、アブラのことなどまったく関心がありませんでした。そこで指導したのが、本書でご紹介している「シュガーバーニング」から「ファットバーニング」へと切り替えることです。「オメガ6」と「オメガ3」の良いアブラをバランスよく積極的に摂取してもらい、ファットバーニングの状態に持っていきました。

彼の変化はわずか1週間程度で起きました。それまで疲れがたまりやすかったのが、仕事中に疲れを感じることがほとんどなくなりました。頭もクリアになり、ポジティブな考え方ができるようになったと彼自身も話していました。

そして体重の変化。1か月で8kgも減って体もすっきり。行動的になり、もちろん仕事の生産性もアップ。1年後に彼の年収は1・5倍になっていましたよ。

石川　例えば、経営者が社員やスタッフ全員の食事管理まで行うのは難しいと思います。しかし、ある企業では、社員の皆さんにジョーンズ博士の食事術を紹介し、日々実践しているそうです。全社員がおのおの良いアブラをマイボトルに入れて、自分のデスクに置いています。このように本人だけでなく、会社全体の生産性を上げていく方法もあるのです。

あなたは食べたものでできている！

石川　人間の体にある細胞のひとつひとつは、これまで食べたもので構成されています。もちろん、思考や感情を司る脳もあなたが食べたものでできているのです。食事を変えれば体が変わり体調がよくなります。さらに、脳の働きやパフォーマンスまで変わります。となると、思考や感情さえも変わると言えるのではないでしょうか。そして、仕事の生産性や生活の質が上がるのです。

昼食を例にとります。皆さんはカフェや定食屋さん、ファストフードで食事を済ませていませんか？　定食、パスタ、牛丼、ハンバーガー、サンドイッチ、ラーメン、おにぎり、あるいはコンビニ弁当といった場合もあるでしょう。ほとんどの方はそのときの食事から得られる感情、パフォーマンス、ベネフィットを意識してはいないでしょう。値段が高いか安いか、美味しいか美味しくないか、カロリーが高いか低いかといった基準で選んでいる方が大多数だと思います。

第1章でもお話ししましたが、こうした昼食を取ったあと眠気に襲われることがありませんか？　それは食べたものが引き起こしているのです。しかし、これから紹介する食事術を習慣化すれば、常にハイパフォーマンスを発揮することができるようになります。

第1章で糖質（甘いものやデンプン）と脂質（アブラ）に関して基本的な知識を得て、皆さんも体に何が必要なのかをわかっていただけたと思います。次はそれをどう生活に取り入れていくかの実践編です。では、食事術を取り入れていくためのステップ、チェックポイントを紹介します。

ジョーンズ　まず、実行していただきたいことがあります。それは、次の5つです。

Check① 水分を取る

ジョーンズ　皆さんは毎日、意識して水を飲んでいますか？　水は生命活動の基本中の基本です。血液は90％以上が水で、水分が不足すれば血液がネバネバして血管に疾患を招きます。脱水状態になれば脳の構造と機能に影響を与え、論理的な思考ができなくなる可能性があります。

石川　水は発汗や排尿など、老廃物を洗い流すためにも必要ですよね。もちろん、体温を調節する役割もある。また、関節と脊椎にある軟骨の約80％を水分が占めているため、脱水状態が続くと関節痛につながります。

ジョーンズ　そうです。消化器系の疾患や腎臓結石などの原因にもなります。とにかく、水を飲むこと。一日2～2・5ℓは飲むようにしてください。水を飲むメリットを次にまとめます。

【体が水分を必要とする12の理由】

❶ 関節を滑らかにする

関節と脊椎の円板にある軟骨には、約80％の水分が含まれています。長期間の脱水は、関節の衝撃吸収能力を低下させ、関節の痛みにつながります。

❷ 唾液と粘液を分泌する

唾液は食べたものを消化し、口、鼻、目を保湿しています。こうして摩擦と損傷を予防することができるのです。水を飲むと口を清潔に保てます。甘味料入りの飲み物の代わりに摂取することで、虫歯を減らすこともできます。

❸ 全身に酸素を届ける

血液は90％以上が水であり、血液は体のさまざまな部分に酸素を運びます。

❹ 肌の健康と美しさを高める

脱水状態になると、皮膚疾患になりやすく、若いうちからシワができやすくなります。

❺ 脳、脊髄、および他の敏感な組織への衝撃を和らげる

脱水状態になると、脳の構造と機能に影響を与える可能性があります。また、ホルモンや神経伝達物質の生成にも関与します。脱水状態が長引けば思考や論理的な考え方に問題が生じる可能性があります。

❻ 体温を調節する

皮膚の中間層に保存されている水は、体が熱くなると汗として皮膚の表面に出てきます。汗が蒸発するにつれて体を冷やします。一部の科学者は、体内の水分が少なすぎると体内蓄熱が増加し、熱ひずみに耐えられなくなると示唆しています。運動中に熱によるストレスが発生した場合、体内に大量の水分があると身体的負担が軽減されます。ただし、これらの効果についてはさらに調査が必要です。

❼ 消化吸収を促進する

腸が適切に機能するには水が必要です。脱水状態は便秘や胃酸過多を引き起こす可能性があります。これは胸やけや胃潰瘍のリスクを高めます。

❽体の老廃物を洗い流す

水は、発汗や排尿、排便の過程で必要です。

❾健康的な血圧を維持するのに役立つ

水が不足すると、血液がネバネバして血圧が上昇します。

❿呼吸のための気道を維持する

脱水状態になると水分の損失を最小限に抑えるために体が気道を狭めます。これは喘息やアレルギーを悪化させるリスクがあります。

⓫ミネラルと栄養素を吸収しやすくする

ミネラルと栄養素は水に溶けることで、体のさまざまな部分にまで到達します。

⓬腎臓の損傷を防ぐ

腎臓は体液を調節します。水が不足すると、腎臓結石やその他の問題が発生する可能性があります。

Check② 食品の原材料と成分表をチェックする

ジョーンズ　食料を買うときに原材料や成分表をチェックすることは、健康的なものを選んで食べるための最も大切なスキルのひとつです。私は必ず、原材料表示とその中に含まれる糖質の量をチェックしてから買い物をしています。

石川　日頃、自分が口にするさまざまな食品にどれほどの量の糖質が含まれているのか。それを知ることが、糖質の摂取を控えることにつながります。例えば、次に挙げる皆さんにもお馴染みの食品にどのくらいの糖質が含まれているのか、ご存じでしょうか？

●1日分の野菜
●1本満足バー　シリアルブラック
●カロリーメイト　ブロック チーズ味（4本入り）

商品パッケージの裏面を見ると、原材料名や栄養成分とその量が必ず記載されています。まず注目していただきたいのは、栄養成分表示の「糖質」と書かれた項目。成分表をもとに、食品の糖質の量を見てみましょう。食品によっては「糖質」という表示がないものもありますが、その場合は炭水化物の項目を見てみましょう。それがほぼ糖質の分量になります（ちなみに「炭水化物」は「糖質＋食物繊維」の総量。炭水化物量から食物繊維量を引けば糖質量になります。ただし、ほとんどの加工食品には食物繊維が含まれていませんので、炭水化物量はほぼ糖質量と考えていいです）。

●１日分の野菜（２００㎖）⬇15・2g
●１本満足バー　シリアルブラック⬇20g
●カロリーメイト　ブロック チーズ味（４本入り）⬇40・7g

この数字の意味がおわかりになりますでしょうか。角砂糖1個が約3・5gとすると、体に優しそうな印象の「1日分の野菜」にも、4～5個の角砂糖が入っている計算になります。ちなみに、ご飯一杯は約180gですが、その中には約55gもの糖質が含まれています。

また、ミネラルウォーター系の飲料にも要注意です。例えば「い・ろ・は・す」という水がコンビニやスーパーで売られています。もちろんこの製品は水ですので、糖質はゼロです。しかしこのシリーズには「い・ろ・は・す　もも」や「い・ろ・は・す　みかん」などもあり、栄養成分表で確認してみると「い・ろ・は・す　もも」（炭水化物4・8g）、「い・ろ・は・す　みかん」（炭水化物4・6g）と、糖質が多く入っていることがわかります。

コカ・コーラの糖質の量は100㎖に対して11・3g。500㎖のペットボトルを1本飲むと、56・5gの糖質を摂取したことになるのです。これは角砂糖約16個分です。

ジョーンズ　表示をチェックする際には、原材料名にも目を通すようにしてください。原材料は、その食品に入っている多い順に書かれています。リストの最初に炭水化物の代表格のひとつ、小麦粉と書かれている食品は糖質が多く含まれていることを意味します。また第1章でもお伝えしたとおり、特にパン類などにはショートニングが多く使用されています。これは植物油を原料にしている、常温でクリーム状の食用油脂のことです。イメージとしては、マーガリンから水分を除去した純度の悪い油脂で、避けたい食品のひとつです。

Check③　糖質は一食30～40gを目安に

石川　私たちは、一日何グラム程度に糖質を抑えるべきなのか。私が理想としている糖質量、つまり自分に課している糖質量は一日50gが目標です。しかし、皆さんがいきなりこのレベルまで糖質を下げていくのは、外食のメニューや街中で販売されている食品を見渡したとき、ちょっとハードルが高いかもしれません。私たちの周りには、糖質の量をまったく配慮していないものが溢れているからです。

皆さんの場合は一食につき30～40gを目指すといいでしょう。ただ、この数字はあくまで目安です。あとでお話ししますが、皆さんがそれぞれ最高のパフォーマンスが得られるアブラと糖質の比率を、自分で見つけていくことが大切です。

Check④　食材を体にいいものに置き換える

石川　糖質チェックとともに有効なのは、悪いアブラや糖質を身の回りからなくしてしまうという方法です。つまり、なければ摂らない。単純な方法ですが、とても有効なのでぜひ試してほしいと思います。

置き換えリストを示しておきますので、ぜひこれを参考に「置き換え」を行ってみてください。今までの糖類や砂糖を天然の健康的な糖分に置き換えましょう。

食品倉庫を改良しましょう

これらの食材は	これに置き換える
漂白・無漂白小麦 中力粉、添加物の入った小麦粉 （天ぷら粉、お好み焼き粉など）	全粒小麦粉、玄米粉、 豆類（ひよこ豆）、そば粉、 オーツ麦粉、キヌア粉
白砂糖、黒砂糖、 精製シロップ、果糖、 人工甘味料、濃縮果汁	ステビア、キシリトール、デーツシュガー 生はちみつ（地元産がおすすめ）、 メープルシロップ、ココナッツシュガー
精白された白いパン、小麦パン	胚芽パン、全粒粉パン、発芽全粒パン
白米	玄米
精製された小麦のパスタ	玄米パスタ、野菜から作られたパスタ

Check⑤ 体に悪いものを摂取していない肉と魚を選ぶ

ジョーンズ　ここで摂取する食品についてもご説明します。私の基礎栄養プランの目標は単純で、皆さんが食事で変えなくてはならないのは、どの肉と魚を食べるかということです。より健康的な肉と魚を食べるようにします。ですから、もしあなたがふだんスーパーなどで購入した飼育に問題のある肉や養殖の魚を食べているのであれば、やることは非常にシンプルです。これを自然素材の肉と魚に切り替えることです。

まず、自然な環境で育てられた健康的な肉が、どこで手に入るか探してみてください。牛肉なら放牧されて牧草だけで育った牧草牛（グラスフェッドビーフ）にしましょう。卵に関していえば、屋外で平飼いの卵がいいでしょう。また、オーガニック食材を食べましょう。

各国でそれぞれ異なる表示がされていますが、日本では「有機ＪＡＳマーク」が付いています。こうした表示のあるオーガニック食材を選ぶことがとても大切です。さらに、地元産のオーガニック食材のほうが、収穫して日も浅く、その分、豊富に栄養素が含まれており、体にいい作用を及ぼします。つまり地産地消ですね。逆に、あなたが住んでいる場所から離れた産地ほど、食品が棚に並ぶまでに時間がかかります。収穫してからあなたの食卓に並ぶまでに時間を要するほど、食材の栄養素は枯渇していくことを覚えておいてください。

もし、オーガニック食品を見つけられなかったら、より自然な農場を探しましょう。与えるえさに抗生物質を使用していない農場などです。

石川 現在、多く出回っている食肉（特に米国産）がなぜいけないのか？ それには大きく2つの理由があります。1つめの理由は、遺伝子組み換え穀物などを食べて育った牛がほとんどだからです。遺伝子組み換え食品はさまざまな病気の原因となることがわかっています。AAEM（アメリカ環境医学アカデミー）の報告では、さまざまな動物実験の結果、遺伝子組み換え食品で育った動物は、不妊症、免疫機能不全、アレルギー反応、老化の加速、インスリン調節不全、臓器不全、消化器機能不全などの問題が起きています。

それらをえさとした牛肉を食べた私たちはどうなるでしょうか？ 私たちの体にもそのような変化が起きてくることは簡単に想像できるでしょう。結果的に体内の炎症レベルが上がってしまいます。

ジョーンズ そうですね。2つめの大きな問題は、多くの農家は家畜にさまざまな薬品と抗生物質を注射している点です。こうして育てられた家畜は早く成長するのですが、その体は非常に不健康な状態になっています。あなたがその肉を食べると、不健康な脂肪も同時に摂取することになりますし、家畜に与えられてきた多くの薬品なども一緒に摂取してしまいます。ですから、より自然な食肉に切り替えることが必要なのです。

魚に関していえば、養殖ではなく、天然の魚がいいでしょう。それらは自然に生息する生き物をえさとしているからです。こうした魚は健康的な脂肪酸を含んでいます。しかし、現在出回っている魚の多くは養殖です。ここでは、遺伝子組み換え穀物や、自然の海や湖では食べないものを与えられています。ですから、自然の海や湖で獲れた魚を食べるようにしましょう。

微量栄養素不足という問題

食べ物から大事な栄養素が減っている?

石川 ここで私たちが直面している、ある「不足」についてお伝えします。それは「微量栄養素不足」です。食べ物にはビタミン、ミネラル、抗酸化物質といった微量栄養素が含まれます。これは「微量」ですが、人の代謝システムや成長を維持するために必要な栄養素です。

現在、これらの栄養素の「不足」がさまざまな健康問題を引き起こしているのです。これは食品の質そのものが大きく変化していることが原因です。リンゴの例を見てみましょう。米国農務省国民栄養データベースの研究結果を見ると、1914年に栽培されたリンゴにはカルシウムが13・5mg、マグネシウムが28・9mg、そして鉄が4・6mg含まれていました。しかし、1992年のリンゴには、カルシウムが7mgで48%減、マグネシウムは5mgで83%減、鉄は0・18mgで96%減となっていました。

ジョーンズ なぜ微量栄養素不足が起こるのか。その大きな原因のひとつが農薬や除草剤の存在です。これが土壌を枯渇させてしまい、食品から微量栄養素を取り去ってしまうのです。そして、もうひとつが加工食品です。加工食品はその製造過程で微量栄養素がどんどん失われます。また、スナック菓子や清涼飲料水などには添加物が含まれていて、体内の微量栄養素が枯渇して炎症を起こしてしまうのです。

石川　こうした糖質を多く含む食べ物や加工食品は、結局とても高くつきます。なぜなら微量栄養素を消耗して不足状態にし、疲労感、頭がスッキリしない、視力や記憶力の低下、白髪、抜け毛などの原因になるのですから。老化を加速させるのは、微量栄養素不足が原因ですね。

ジョーンズ　はい。また不足する理由には遺伝子組み換え食品が挙げられます。遺伝子組み換え食品は文字どおりＤＮＡを変えられていますし、生産過程では多くの農薬や除草剤が使用されています。これが微量栄養素を欠乏させるのです。私たちは大量の遺伝子組み換え食品を口にしています。これが体内の炎症の原因となり、毒素の影響でビタミンなどの微量栄養素を枯渇させてしまいます。

石川　こうした問題への対抗策のひとつとして、先ほどお話ししたように、地元産のものを食べることをおすすめします。収穫してから冷蔵庫やお皿にのるまでに時間がかかるほど、食材の中の微量栄養素は枯渇していくからです。その点、地元で取れた食材を食べることでより多くの微量栄養素を摂ることができます。例えば地元産のリンゴを買ってすぐに食べた場合、収穫して1～2週間置いたものよりも微量栄養素が多く含まれています。

ジョーンズ　そしておすすめしたいのはオーガニック食材ですね。アメリカではUSDA（米国農務省）オーガニックと呼ばれています。

石川　日本ではJASオーガニック（有機JAS認定）ですね。たしかにオーガニック食材を食べることはとても大切です。それも地元産のオーガニックならベストです。

微量栄養素をきちんと摂るための食べ方

石川　加熱殺菌されている食品も多く出回っていますが、微量栄養素をしっかり摂るという視点で考えると、避けたほうがいいでしょうね。加熱することで栄養素が分解されたり、ゆでる際に栄養素の一部が水に溶け出てしまうからです。

ジョーンズ　そのとおりです。自分で調理するときは、食材をあまり高温で加熱しないよう注意してください。ソテー（炒め焼き）にするなら、アルデンテと呼ばれる状態で、ブロッコリーやカリフラワーなども少し硬い状態でいただくようにしてください。野菜を蒸す場合は、2分蒸したら火を止めます。そして蒸気を内部にとどめておけるよう、ふたは閉めたままにしてください。それから、余熱で7分蒸します。全体で約10分です。

野菜をゆでるのであれば、沸騰したお湯で2分ゆでたら火を止めます。そして余熱と鍋の中の蒸気で7分調理します。これが野菜に含まれる微量栄養素をできるだけ失わないための方法です。20分も蒸し続ければ、微量栄養素の80〜90％が失われてしまいます。もちろん、焦げた野菜は避けるように。微量栄養素が失われていますし、発がん性物質を食べているのと同じですから。

石川　私は野菜を食べるときは、皮ごと食べるようにしています。そうでないとせっかく皮に含まれている豊富な微量栄養素をすべて捨ててしまうことになりますから。サツマイモ、きゅうり、リンゴ、すべてそうですね。意識して皮ごと摂取するようにしてください。

脳が冴えまくる食事のルール

私が実践する体質改善メニュー

石川　では、ここからは具体的にどのような食生活を送り、習慣化していけばいいのかをご紹介したいと思います。基本となるのは、「糖質を減らし、良質なアブラを摂る食事」を実践することです。これから紹介する朝・昼・晩のメニューの例や食事の取り方は、ジョーンズ博士のメソッドを学んだ私が実践しているものです。ぜひ参考にしてください。

もちろん、このメニューでなければダメというわけではありません。あとで紹介する基本的知識をもとに、ご自身のライフスタイルや体質に合ったメニューを実践してください。

もう一度申し上げます。基本は次の２つです。

・糖質が多い炭水化物（デンプン含有食品や甘いもの）は極力減らす

・糖質の代わりに良いアブラを摂ることで、エネルギー源を代替する

良いアブラについてはすでにお伝えしましたが、ご自宅はもちろん、カバンの中やオフィスのデスクに常備することも考えてください。良質なエキストラバージンオリーブオイルやココナッツオイル、グラスフェッドバター、ギー、アマニ油、えごま油、MCTオイルなど、好みに応じて複数用意すると楽しみが広がるでしょう。

私も常に、オリーブオイルやMCTオイルを小さな容器に入れて持ち歩くようにしています。そして、一回の食事でおよそ1〜2口（30〜50g）、一日あたり男性は120〜150g、女性は90〜120gを目安に摂るようにしましょう。

ルール❶ 朝食はなるべく取らず体を休ませる

石川 私は、朝は原則として食べません。これは第4章で紹介しますが、体のデトックスと休息させるという意味合いがあります。食事と食事の間隔を設けることによって、食べたものの燃焼に使っているエネルギーを使わないようにし、体を休ませることで疲れにくくするためです。

私は、「スーパーヒューマンティー」を持って出かけます。この「スーパーヒューマンティーまたはコーヒー」はジョーンズ博士が考案したもので、オーガニックのティーかコーヒーに、MCTオイル大さじ1〜2杯、良質の無塩バターまたはギー大さじ2杯を加えたもの。高い栄養価を実現しながらも炭水化物が含まれていないので、低糖質で腹持ちもいいのです。

午前中、時間をかけてスーパーヒューマンティーを飲むことで、驚くほど元気に働くことができます。頭が冴え、体もスッキリした状態でスタートできるので仕事もはかどります。良いアブラのおかげで脂肪細胞が刺激され、満腹ホルモンのレプチンが出てくるので空腹感もありません。ただ、いきなり朝食を抜くのが難しいのであれば、「スーパーヒューマンティーまたはコーヒー」を飲み、プロテインバー（タンパク質）、レモン水、野菜とフルーツを組み合わせたスムージーなどを取るといいでしょう。

●朝からハイパフォーマンスを生む朝食〈メニュー例〉

・スーパーヒューマンティーまたはコーヒー
・プロテインバー
・レモン水
・野菜と果物のスムージー

プロテインバーを食べるのは、タンパク質の補給のため。タンパク質は摂りすぎると糖質に変わってしまいますが、よほどの量を摂らないかぎり心配することはありません。レモン水は、体をアルカリ化し、食べたものを消化しやすくしてくれる効果があります。私が飲む際は、350㎖の水にレモン1個を目安にしています。

スムージーはフルーツ系、野菜系どちらでもかまいませんが、「アボカド、ほうれん草、ケール」などの野菜と、糖質の少ない「イチゴ、ブルーベリー、ラズベリー」などのベリー系を入れることをおすすめします。私が毎日飲んでいるスムージー&ジュースのレシピも左ページで紹介しますので、お試しください。

石川がおすすめするスムージー&ジュースのレシピ

エネルギー満点! 特製ベリースムージー

朝食や昼食時のほか運動後にもよく飲んでいるスムージーです。タンパク質や良いアブラなどをしっかり摂取できるのでとても重宝しています。私の2歳の子どもも大好きで、小さなお子さんにもおすすめ。食材はできる限りオーガニックのものを選んでください。糖質はほとんどないため、ランチに飲んでも集中力が落ちることなく午後の仕事もはかどりますよ。

【材料(2人分)】
ブルーベリー 100g／ベビースピナッチ(ホウレン草でも可) 70g
ココナッツミルク(アーモンドミルクや牧草牛乳でも可) 200mℓ
ココナッツウォーター(水でも可)100mℓ／ココナッツオイル 30～50mℓ
グラスフェッドプロテイン 20g／カカオ 10g／はちみつ 小さじ2／ステビア 少量
グリーンバイブランス 15g(※青汁をパワーアップさせたサプリメント。健康食品を扱う大人気の海外ECサイト『iHerb』で購入できる)

【作り方】 すべての食材をミキサーにかけたらできあがり

ジンジャーグリーン美容ジュース

体の内側から美しさをつくり出すための完璧なデトックスジュースです。体や肌にとてもいいので、私は「美容ジュース」と呼んでいます。ケールとショウガは抗酸化物質が豊富で、アンチエイジングの効果が。そこにレモンを入れれば免疫力も高めることができます。食材はできる限りオーガニックのものを選んでください。

【材料(1人分)】
ケール 1束／青リンゴ 1個／レモン 1個／ショウガ 7～10g

【作り方】
① ケールの葉と茎、リンゴを小さくカット
② レモンの皮とショウガの皮をむく
③ 材料をジューサーに少しずつ加えブレンドしたらできあがり

ルール❷　午後も生産性が落ちない昼食メニュー

石川　私は、朝はほとんど食べないため、朝昼兼用で11時頃に食事を取ることが多いです。いわば、毎日がブランチという感じでしょうか。そのメニューはこちらです。

●午後も生産性が落ちない昼食メニュー〈メニュー例〉

・サラダの上にアボカド、チキン、トマト＋良いアブラ
・魚定食（ご飯は茶碗に⅓、またはなし）
・インドカレー（小麦粉不使用がベスト）
・タコスの中身など大量の野菜とチキンがメインのメキシコ料理
・チキンソテー
・野菜の炒め物
・牧草牛
・野菜たっぷりのスープ＋良いアブラ

もちろん、糖質は最小限に抑えます。理想としては、サラダの上にアボカド、チキン、トマト＋良いアブラといったメニュー。特にアボカドは、〝スーパーフード〟とも言える素晴らしい食品です。コレステロールを下げて心臓病のリスクを低下させます。また脳の細胞膜を改善して保護。脳への血液と酸素の供給を助け、神経の損傷を防いでくれるのです。さらに高血圧、脳卒中の予防にも効果ありと、まさにいいことずくめです。

また、トマトのリコピンは抗酸化作用が高く、同じく抗酸化作用を持つビタミンＥの１００倍以上とも言われています。そして、もちろん良質なアブラは欠かせません。リコピン酸はアブラと一緒に摂取すると体への吸収率がアップするため、この面でも最高の組み合わせです。

最近では、サラダ用の２段重ね弁当箱が売られているので、自分でサラダ＆チキンのメニューを作って会社などに持参する手もあるでしょう。ただ、こうしたサラダやお弁当を持ち歩くのは面倒で、お店で食べるという方がほとんどだと思います。その場合には、カフェなどのメニューでよくある、サラダにチキンの入ったランチセットがおすすめです。もちろん、パンやご飯は控えめに。そして、できれば良質のアブラをマイボトルで持参し、サラダやチキンにかけて食べるようにしましょう。

定食屋さんでは、良質なアブラを多く含んだ魚定食を選びましょう。魚に多く含まれるＥＰＡ（エイコサペンタエン酸）やＤＨＡ（ドコサヘキサエン酸）などのオメガ３脂肪酸は、脳の健康にきわめて有益であり、神経変性疾患を予防または改善するのに役立ちます。脳は脳脊髄液という液体に覆われていて、脳に必要な物質は血液からこの脳脊髄液に取り込まれ、また不要物は脳脊髄液から血液に排出されます。脳脊髄液と血液の間には血液脳関門という仕切りが存在します。これは脳内に不要な物質が流れ込まないようにする防護機構で、脳の機能を維持するのに必須のものです。オメガ３脂肪酸はこの血液脳関門の働きを維持するのに重要な役割を果たします。

また、タレや出汁には糖質が多く含まれている可能性のある煮魚よりも焼き魚、刺し身がいいでしょう。最近はご飯を半分に減らしてくれる（値引き）サービスを行っているお店も増えてきましたので、利用して極力お米の量を減らしましょう。

意外なように思われるかもしれませんが、タコスの中身などのメキシコ料理は健康的なハーブやスパイスが入っていますし、野菜も多くておすすめです。カレーの場合は、ナンを少なめにしてもらい、ここにも持参した良質なアブラをかけるといいでしょう。

どうしても肉を食べたいなら、良質なタンパク質をしっかり摂ることができるチキンを。

チキンには神経伝達や疲労回復が期待できるビタミンB群も多く含まれています。医学や科学などの分野における世界的な学術出版社であるジョン・ワイリー・アンド・サンズ社は、タンパク質を多く摂取することで過食を防げたという研究結果を発表しています。「食欲制御と満腹感の改善」に効果があり、肥満に悩んでいる方にもおすすめです。サラダにトッピングしたり、ソテーにしていただきましょう。

ルール❸ ファストフード、コンビニ、揚げ物は避ける

石川　ファストフードやコンビニのメニューは、昼食の予算が限られている方には強い味方かもしれません。最近は健康志向に合わせて体に良いことをうたったメニューも登場しています。しかし、何を食べて育ったかわからない動物を原料に使用している可能性が高いため、安易におすすめできません。どうしてもファストフードにするなら、バンズの代わりに野菜がふんだんなモスバーガーの「モスの菜摘」、吉野家の低糖質の「ライザップ牛サラダ」、お米を豆腐に替えたすき家の「牛丼ライト」などがいいと私は思います。

避けたいのは中華料理、そしてトンカツなどの揚げ物です。私もかつては大好きだった

のですが、ジョーンズ博士の食事術を学んでからはほとんど口にしません。健康志向で定評のある店なら別でしょうが、中華料理や揚げ物には悪いアブラ、糖質、小麦と、体にマイナスの要素が溢れています。食べないに越したことはありません。

悩ましいのは、コンビニで売られているお弁当やお惣菜です。最近では、チキンを使った商品が豊富にラインナップされています。皆さんも「これならいいかも」と思われるかもしれませんが、私はおすすめしません。そもそもチキンなのに何日も腐らないという商品があること自体がおかしな話です。長期間腐らないということは、防腐剤をはじめとした大量の添加剤が入っているということですから。いずれにしても、コンビニに置いてある食品でおすすめできる商品はあまりないというのが現状です。私は自分のセミナーに参加される皆さんには「コンビニで買っていいのはミネラルウォーターだけ!」とお伝えしているくらいです。

ルール❹ 糖質を摂るなら夕食で

石川　夕食で何より大切なのは、食事を楽しむこと!　食べるものに対する配慮はもちろんですが、第4章で詳しくご説明しますが、体を休めるという観点からなるべく早い時間、17～18時に食べるのが理想的です。しかし平日は残業があったり、接待やお付き合いで会食に出かける方も多いでしょう。自分の都合ばかりを優先させるわけにはいきませんから、最低限、自分の体を守る食事を心がけるようにしてくださいね。

私がおすすめするメニューはこちらです。

●理想的な夕食メニュー〈メニュー例〉

・サラダ＋チキン＋良いアブラ
・牧草牛＋オリーブオイル＋ご飯（半分）
・イワシ、サバ、アジなどの焼き魚や刺し身
（※重金属の蓄積が比較的多いマグロなど大型魚の摂取頻度は減らす）
・野菜たっぷりのスープ＋良いアブラ
・蕎麦（蕎麦粉１００％のもの）

例えば、私は糖質を摂るなら夕食にしています。どうしても炭水化物を食べたい、今日

は会食で食べざるを得ないという状況でしたら、夕食時に摂るようにします。糖質を多く摂ると、体のエネルギー供給が不安定になります。しかし、夜に炭水化物を食べてもあとは寝るだけですので、糖質の摂取によってエネルギー供給が不安定になったとしても心配ありません。また寝ている間に、「シュガーバーニング」に傾いた代謝システムが自動的に「ファットバーニング」に転換されていきます。ただ、炭水化物や糖質の摂取は、一度たがが外れてしまうと連鎖反応を起こし、糖質が糖質を求めるような現象が起きます。食べる際は少量に抑えるなどの対策が必要です。

居酒屋に出かけるような場合は、メニューの頼み方に注意しましょう。繰り返しになりますが、悪いアブラを使った揚げ物や炭水化物を極力避け、白身系の焼き魚や刺し身、焼き鳥や野菜サラダなどを頼むようにしましょう。

また、麺類では蕎麦（蕎麦粉１００％のもの）が唯一おすすめできます。麺類の中では比較的糖質が少なく、栄養価は高くてタンパク質も豊富。ここにも良質なアブラをひと振りすれば、体に必要な脂質も同時に摂取できます。

アルコールは基本的にＮＧですが、避けられないケースもあると思います。その際は、糖質の少ない蒸留酒（ウイスキー、焼酎、ジン、ウオッカ）を選ぶようにしてください。

ルール❺ いろいろなアブラをバランスよく加熱せず摂取

石川 食べ物もそうですが、いくら体に良いとされるものでも、それだけをひたすら摂り続けるのはよくありませんね。大切なのはバランスよく組み合わせることです。アブラでいえば数種類のアブラを組み合わせて摂取することが大切です。

例えば「ギー」「グラスフェッドバター」「ココナッツオイル」「エキストラバージンオリーブオイル」「アマニ油」など、飽和脂肪酸、不飽和脂肪酸（オメガ9、オメガ6、オメガ3）といったさまざま種類のアブラを組み合わせるのが理想です。

ジョーンズ その際に気をつけたいのは「加熱」です。第1章でも説明しましたが、不飽和脂肪酸は加熱すると悪質なトランス脂肪酸が生じます。せっかく良いアブラを摂取するつもりが、逆効果になりかねません。もし揚げ物を食べたい場合は、加熱しても心配のないギーやグラスフェッドバター、ココナッツオイルを使用するようにしましょう。

石川 オリーブオイルについても、以前は同様の見方がされていましたが、現在の研究では加熱しても変化は少ないというデータが出始めています。しかし、良いアブラの効果を確実に得たいのであれば、加熱せずそのまま摂取するのがいいでしょうね。

ジョーンズ　そうです。そして一日のアブラの摂取量の目安は、男性の場合は120～150g、女性の場合は90～120gとお伝えしましたね。ただ肉を食べる場合、肉にもアブラが含まれていることをお忘れなく。だいたい30～60gのアブラが含まれていますので、その分は差し引いて計算してください。

ちなみに、「良いアブラ」は運動した後に摂るのも効果的です。運動後は成長ホルモンが通常より多く出ています。この成長ホルモンがアブラをエネルギーに替えてくれ、ファットバーニングの状態になるからです。これについては第3章で詳しく説明します。

「ケトン体質」を目指そう

ジョーンズ　それではさらに一歩進みましょう。生活の中で糖質を減らして良質なアブラを摂るという意識や習慣を取り入れることができた皆さんに、次にやっていただきたいのが、自身を「ケトン体質」に変えていくアプローチです。

「ケトン体」とは、体内の脂肪が分解されることによって肝臓で作りだされ、血液中に放出される物質で、エネルギー源として利用されます。つまり、アブラを消費して活動する体質になるということです。

ここまでお伝えしたとおり、糖質由来のエネルギーは蓄積が難しいのはもちろん、エネルギー供給が不安定で、脳や体のパフォーマンスを低下させていることがわかりました。そこで私たちの体をもう一度、脂質のエネルギー、「ケトン体を使う体＝ケトン体質」に戻すことが必要なのです。つまり、ケトン体質がすばらしいのは、私たちの体をシュガーバーニングからファットバーニングに切り替えてくれるからです。

石川　ケトン体質に変えていくためには、糖質を抑え、良いアブラを摂ることが必要です。一日の総摂取カロリーが「脂質：糖質」＝「９：１」の割合になることが理想です。ただこれには個人差があり、なかには「脂質：糖質」＝「５：５」で最高のパフォーマンスを発揮できる人もいます。

私も実践していますが、自分に適したケトン体質になるためには、「脂質：糖質」の割合を変えながら一定期間を過ごし、自分の体のパフォーマンスを自身で確認していくことが必要です。３週間が理想ですが、１週間でも変化を十分に感じることができる方もいると思います。例えば、「脂質：糖質」＝「５：５」＝「サラダ80ｇ＋チキン70ｇ＋良質なアブラ30ｇ＝１８０ｇ：ご飯１杯１８０ｇ」といった割合から始め、徐々に脂質の量を上げていくような方法です。ひとつの割合を1週間ほど試してみれば、自分の体調、体のパフォーマンスの変化を確認することができるでしょう。

ジョーンズ　そうした比較のなかで最高と感じた割合が、あなたにいちばん合った「脂質：糖質」の割合です。体は正直に反応してくれますので、食べた後に感じる集中力や意欲、やる気といった感情面に注意を向けてみることもベストな割合を見つけるうえで有効です。

左ページに体調の変化を確認するチェックポイントを挙げますので、皆さんが実践する際の参考にしてください。

ケトン体質　体調管理チェックリスト

・「はい」「いいえ」「どちらともいえない」で答えてください。
・「はい」が9個以上であれば、「脂質:糖質」の割合がいい状態です。
8個以下の場合は、適切な割合がまだ見つけられていないかもしれませんので、「脂質:糖質」のバランスを調整してみる必要があるでしょう。

- [ ] 朝の目覚めがいい
- [ ] 体が軽く感じる（体重が増えていない）
- [ ] 胃腸がすっきりしている
- [ ] 炭水化物を食べたいとは思わない
- [ ] 腹持ちがよく、なかなかおなかがすかない
- [ ] 肌の調子がいい
- [ ] 仕事に意欲がわく
- [ ] 昼食後も眠くならない
- [ ] 集中力が途切れない
- [ ] 気分が落ち込まない
- [ ] 持病の症状がいつもより軽い
- [ ] 感覚が鋭敏になる

食事術を習慣化するために必要なステップ

Step① 習慣化は環境整備から

石川　ここからは、最適な食事術を習慣化していく方法を紹介します。まず、習慣化するためには、「環境」が何より大切だということです。継続しやすい環境に自分を置くことです。例えば、こんな格言があります。

「よく一緒に同じ時間を過ごす5人の平均値が自分だ」

これは本当にそのとおりだと思います。収入面、健康面、思考のレベル……。皆さんも自分の生活を振り返ったり、周囲を見回してみると、納得されるのではないでしょうか。もし皆さんがTOEICで満点を取りたいと思っても、TOEICの試験を受けようとも思わない5人と一緒に同じ時間を過ごしていたら、勉強に割く時間が取れず満点などとても無理でしょう。収入面や金銭感覚も同様です。皆さんが食べるランチの平均金額はいくらでしょうか。800円、1000円、1500円？　人それぞれでしょうが、それは自分が一緒に時間を過ごしている5人の平均額でもあるわけです。

人間は環境に適応してしまう、もっといえば依存してしまう生き物です。もし本当に自分が望む結果を得たいのであれば、人間関係も含め、思いきって「環境」を変えるしかありません。目標達成には、新しい環境をつくりだすことから考える必要があるのです。

しかし、私が環境の大切さについてお話しすると、必ずこう反論する人がいます。

「英語は覚えたいけど、いきなりアメリカで暮らすようなことはできません」

そういう人には、次の「ベイビーステップ」という方法をすすめています。

Step② 「ベイビーステップ」で一歩ずつ

石川　「環境」を変える手法は、本書で提案する食事術や生活習慣を身につけることでも同じです。選択肢を何個もつくるのではなく、ひとつしかない選択肢にどっぷり身を置いてみることが必要なのです。ただし一気にやろうとするとうまくいきません。そこでおすすめしたいのが、「ベイビーステップ」です。赤ちゃんがよちよち歩きから始めるように、目標に向かって少しずつでもいいから進めていくという方法です。

例えば、ジョギングを習慣にすることを目標にした場合を考えてみましょう。方法は簡単です。まず「ジョギングの習慣化」の過程を分解してみます。

「ウェアに着替える」「ランニングシューズを履く」「家の鍵を閉める」「簡単なストレッチをする」……。実際に走りだすまでには、いくつかの段階がありますよね？　そのステップを、一日にひとつだけやっていくのです。例えば、

●1日目　ランニングシューズを玄関に置く
●2日目　シューズをドアの外に置いてみる
●3日目　シューズを履いて外を何分か歩いてみる

こうした小さなステップを積み重ねていき、一つのことをやり遂げたときの達成感、つまり成功体験を繰り返すのです。

どうでしょう？　何日目かには、走りだすことができそうではないですか？　大切なのは、最初から完璧を求めないことです。ジョギングで目標の5㎞を走れなかったから「もうやめる！」という極端な考え方をするのではなく、小さな段階を踏んで、一歩ずつ自分を目標に向かわせることが大切です。本書の食事術を習慣化することに関しても同じです。

次のような「ベイビーステップ」を試してみてはいかがでしょう。

- **1日目 ご飯の量を半分に減らしてみる**
- **2日目 良質なオリーブオイルを買ってくる**
- **3日目 オリーブオイルを食事に振りかける**

こうすることで、徐々に糖質を減らして良質なアブラを摂る生活の第一歩を刻むことになります。1日目、2日目、3日目と書いてきましたが、1週目、2週目、3週目と週単位で進めるかたちでもいいのです。「えっ、良質なオリーブオイルを買うことにわざわざ1週間もかけるの?」と思う方がいるかもしれません。しかし、私たちがなかなか目標を達成できない原因は、「自分自身に厳しすぎる」ということだと思うのです。

ジョーンズ そのとおりですね。ひとつのアクションは、10のアイデアやイメージに勝ります。ぜひ、自分自身にもっと優しく接してあげてください。赤ちゃんがよちよち歩きを始めて転んでしまっても怒らないのと同じように、ベイビーステップをとる自分を許してあげてください。それが習慣化するためのコツです。

Step③ 習慣にするための5つの要素

石川 本書で紹介する食事術は、1日や2日だけ試してほしいわけではなく、継続し、あなたの生活の一部にしていただくことが目的です。そのためにはマインドセット、つまり心の持ち方がとても重要になります。マインドセットとは、人の行動を決定づける信念や思考のことです。あなたのマインドセットは、あなたの振る舞い方を左右するだけでなく、あなたの人生に対する考えを構築し、習慣をつくり上げるものです。

ジョーンズ 習慣を変えるために大切なことが5つあります。1つめは「しっかりと自分の状況を認知する」ことです。これは、「今」に身を置くこと、自分が今このときに何を考えているかを認識することです。そして自分が今何を考えているのかをしっかりと見つめます。

2つめは「自分を客観的に観察する」ことです。大切なのは、決して自分を責めないこと。自分を裁くような考えで自身を観察すると、自分の脳が「ほら見ろ、全然できていない」とか、「食事のルールを破っている」などと言うようになってしまいます。誘惑に負けて糖質を摂ってしまった。揚げ物を食べてしまった。そんなとき、自分自身を「お前はダメなやつだ」「やっぱりできない！」と責めたてるのではなく、そんな自分を受け入れることが大切なのです。

３つめに、「正直に物事を見る」ことが必要です。何事も正直に見ることができていないと、世の中のあらゆる情報を素直に受け止めることができず、歪んだ状態で情報が入ってくるようになります。

石川　例えば、もし誰かに「君って素晴らしいね！」と言われても、あなたが自分のことをダメな人間だと思っていたら、自分への好意的な評価を素直に受け入れることができませんよね。これは自分への評価だけでなく、世の中の出来事についても同じです。すべての出来事のマイナス面だけを感じてしまい、それが悲観的行動につながってしまいます。

ジョーンズ　そのとおりです。そして４つめは「なぜ、そうしたいのか？」を考えることです。これは習慣を変えるうえでとても大切です。

なぜ、自分が今こんな食事をしているのか？

なぜ、健康になりたいのか？

なぜ、人生を変えたいのか？

健康になって人生を変えたい理由が、仕事の生産性を向上させ、会社でリーダーになるためであったり、いつまでも健康で長生きして孫たちとの時間を過ごしたい、というのも素晴らしい理由です。

そして、5つめは「行動」です。必要なのは「行動を紐づけること」です。これは、習慣を変えることについて、専門家たちがいつも口を揃えて言うことです。

もし、あなたがサプリメントを摂ることを忘れてしまい、それを毎日繰り返すようなら、このように考えてみましょう。例えばいつもコーヒーを入れているのであれば、「サプリメントを飲む」と「コーヒーを入れる」という2つの行動を紐づけて、「コーヒーメーカーでコーヒーを作るときは、いつもサプリメントを摂る」ようにするのです。

石川　これはベイビーステップのときに出ましたね。運動をしようと思っているなら、玄関のドア近くに靴を置いておくことで、仕事から帰ってもすぐに靴が見え、「これから近所を散歩しよう」とか「ちょっとジョギングしよう」と思うようになる。

つまりこれは「行動を紐づける」リマインダーであり、「ドアを開ければ最初にすることは運動」だと思い出させてくれます。

ジョーンズ　はい、まったく新しいことを始めるのは困難を伴いますが、すでに習慣にしていることと新しい行動を結びつけることで習慣化できるようになります。

Step④　「繰り返す」ことの大切さを知る

ジョーンズ　そして次に、これが全体のカギなのですが、「繰り返す」ことが大切です。脳に強く作用するのは、この「繰り返す」行為なのです。

「認識」「観察」「自分自身に正直である」ことを繰り返し、自分自身の「なぜ？」という問いにきちんと考えて答えを書き出してみましょう。そしてそれを「行動」に移し、何度も「繰り返す」ようにします。習慣とは一度形づくれば終わり、というものではありません。毎日改善を重ねて繰り返すのです。

石川　そのとおりです。習慣化して皆さんの能力を向上させるには「繰り返し」が必要です。例えば、本書で紹介する糖質を抑えて良いアブラを摂取する食事術を、最初は理想の5％しか実践できないかもしれません。それでいいのです。次は10％、その次は20％というふうに進めていってください。そうすると、脳がゆっくりとその流れを取り入れ、習慣化された行動へと私たちを駆りたててくれるのです。

ジョーンズ　私は皆さんに、こうした繰り返しはお気に入りの本を読むのと同じことだとお話しします。お気に入りの本は、ある一節を1年後に読むと、以前とは違う意味を持って心に入ってくることがしばしばあります。同じように、本書で紹介しているさまざまなノウハウを繰り返し、少しずつ習慣にしていけば、毎日新しい発見があるでしょう。

繰り返しますが、本書の食事術を一気にすべて実践する必要はありません。ステップを踏み、それを積み重ね、繰り返し実践して、習慣にしていくことが大事なのです。その結果、信じられないような効果を感じることができるのです。

石川　いかがでしょう？　ここまで読んできて、「食事を変えるのは難しいな」と感じている方がいらっしゃるかもしれませんが、まずは「ベイビーステップ」でいきましょう。これらの食事を少しずつ習慣にしていくと、体調がよくなり、仕事の生産性が上がり多くの結果を残せるようになることを実感できるでしょう。そうなれば収入のアップも実現できるというわけです。また、病気の予防につながり、自分が負担するかもしれない将来の医療費の削減にもなります。定年後も健康な状態で精力的に働けるようになるでしょう。

ジョーンズ　人は、「すぐ」に得られる結果にお金や時間や決断力を費やしてしまいがちですが、そうではなく、将来のための決断をし、そのためにお金や時間を使うべきではないでしょうか？

集中力や記憶力をアップし、生産性を上げ、自分自身の年収を上げてくれ、さらには将

来、病気にならない体づくりを同時にできるということの食事術に、私は心から感謝しています。そして、本書を手にする皆さんも実践して効果を感じていただきたいのです。

パフォーマンスを最大化するためのアクションステップ

ジョーンズ　本章では、自分のパフォーマンスを最大化するために、どんな「食事」が必要なのか、そしてどうやって「習慣化」したらいいのかについて具体的に紹介しました。重要な項目を下記にまとめてみましょう。

1．身につけたい習慣

- 水分を一日2～2・5ℓ摂取する
- 買い物の際は、必ず成分表示を見る
- 糖質は一食30～40gに収める
- 家にある食材を体にいいものに置き換える
- 自然素材の肉と魚を買うようにする

2. 体質改善のためにすべきこと

・良いアブラをマイボトルに入れて携帯する
・朝食は、スーパーヒューマンティーまたはコーヒーに置き換える
・ファストフードやコンビニ食をやめる
・良いアブラをバランスよく摂る

3. 良い食事術を習慣にするためのアクション

・自分なりの「ベイビーステップ」を見つけて実行する
　例：ご飯を茶碗半分に減らすオリーブオイルを買ってくる
・「認識」「観察」「自分自身に正直である」ことを繰り返す
・「行動」を繰り返し実践して習慣化する

「習慣化」が何よりも大事です。「ベイビーステップ」で、自分で設定したアクションを実行できたら、全力で自分を褒めてあげましょう。このようにして習慣化していくのです。

驚異の食事術で人生を変革した人たち

石川　それでは本章の最後に、実際に私たちのセミナーに参加し、この食事術を3か月から半年間実践された皆さんのビフォー/アフターに関するコメントをいくつかご紹介します。

「年収が1年で2倍に」「1か月で10kgのダイエットに成功」など、驚くべき結果が寄せられています。

「日々、懇親会や外食が多く、高脂血症、脂肪肝、肥満体質による疲労感がMAXな状況が続いていました。そんなときにこの食事を始めました。すると、体重が11kg減、血液検査の結果もすべて良くなり、月100km走破できる体力が回復、仕事の活力もみなぎっています。実際、年収は1年で2倍になりました」(40代・男性・自営業)

「ウエスト100cm以上、体重は100kg近くありました。いつも倦怠感があり、イライラしていることが多かったのです。しかし、食事の質を変えただけで、みるみる痩せて、半年でウエスト76cm、体重は71・5kgになりました。周りからもビックリされて、私にもやり方を教えてと言われたときは、充実感を味わいました」（30代・男性・会社員）

「水を一日3ℓ、朝食をスーパーヒューマンコーヒーにし、小麦摂取制限、発酵食品摂取、ハーブによるデトックスにより16kg減量して現在は53kg、体脂肪率21％で無理なく維持できています。この食事法を実践し、健康に対する考え方を身につけたことで体が劇的に変化して思考力と体力とスタミナがつきました。仕事の生産性と熱意が上がったことから、職場では大きな開発プロジェクトを任されて昇給、年収が1・3倍になりました」（50代・女性・会社員）

「朝はコンビニでパン。昼はコンビニ食かカップラーメン。夜は遅い時間に外食という生活を5年ほどしていました。身長157cmで体重は66kg、体脂肪率が30％。

ある日、仕事で両手に大ケガをして、趣味のフルートも吹けず絶望的になりました。仕事に復帰してもやる気が起きず、軽いうつ状態に。このままじゃいけない、体重も体脂肪もスポーツをやっていた頃に戻したいと思ってたどり着いたのがこの食事法でした。

まず、朝食をスーパーヒューマンコーヒーに。おやつは無塩のミックスナッツかクルミ、スルメ。どうしても甘いものを食べたいときは有機チョコ。これを始めて1か月で体重10kg減の56kgで体脂肪は16%に。おまけに便秘も解消。いつもご飯を食べたあとはひどい眠気に襲われましたが、それもなくなって頭がクリアに。寝起きもいい。体重や一日に歩いて燃焼したカロリーをアプリで管理。別のアプリで毎日の食事を管理して体調もメモ。すると、健康にいいと思っていた食材が自分に合わないことに気づき、食事も出来合いのものではなく、自分で食材を選び自炊するように。世の中が添加物や化学製品にまみれていることに気づきました。

減量できて今まで三食食べなければいけないと思っていましたが、実は食べすぎだったんだなと気づきました。スポーツをしていた頃の体重と体脂肪に戻れて、やればできると思考もプラスになり楽しくなりました！」（30代・女性・会社員）

ジョーンズ　続いては、アメリカの体験者のコメントを紹介します。

「会社を急成長させ、パーソナルブランドを立ち上げた起業家として働いてきましたが、当時の私は燃え尽き症候群のような状態でした。そんなとき、Dr.ジョーンズのプログラムに出会いました。

その結果、始めて2か月もすると、私のエネルギーがアップし、精神的にも明るくポジティブになり、仕事の生産性が劇的に向上しました。自分でもパフォーマンスは過去数年間で最高レベルだと感じます。しかも、この食事術なら効果が長続きする。本当に感謝しています」（30代・女性・起業家）

「Dr.ジョーンズのプログラムを行った結果、自分の気分やパフォーマンスをコントロールできるようになりました。それまで副鼻腔炎や喘息に悩んでいて、頭もすっきりしない状態が続いていました。しかし、年間で6～8回は副鼻腔炎になっていたのに、今では症状も発生しません。喘息もそれほど頻繁ではなくなり、薬から解放されました。毎日どんな栄養を摂ればいいかを知り、おかげで頭がすっきりして勤務時間の生産性がアップし、休みを多く取っています。睡眠もよくとれて、薬いらずの毎日を過ごしています」（40代・男性・起業家）

「私は社会的には一流と呼ばれる企業で、3年で社内最高レベルの成功を収めました。しかし、その代償として体は疲弊しきってしまいました。そんなとき、Dr.ジョーンズの食事プログラムに出会い、取り組みました。私の食生活を指導してもらい、体内の毒素をデトックスし、欠乏している栄養素を摂り込んだのです。すると、体のパフォーマンスを高めることに集中できて、自分の生産性が再び上昇するのがわかりました。

結果、私は50万ドルの年収が翌年には3倍の150万ドル以上になりました。お金を殖やすには投資が必要ですよね？ Dr.ジョーンズのプログラムに取り組むことはこれまでで最高の投資となりました。なんせ初期投資を飛躍的に上回る〝配当〟を毎年受け取っていますからね」（40代・男性・会社員）

「Dr.ジョーンズの食事術を始める前、体重は今より60ポンド（約27kg）重かったことを覚えています。それに、目を覚ました30分後にはまた眠くなってしまうほど、エネルギーや集中力は弱っていました。この食事術は、そんな私自身のアップグレードに不可欠であり、あらゆるかたちで変革をもたらしてくれました。おかげで四十数年の人生で最高の容姿と健康を維持しています」（40代・男性・起業家）

ジョーンズ　また、アメリカのDrAxe.com、そしてAncient Nutritionという大手サプリメント会社の創業者である著名な医師で、『すべての不調をなくしたければ除菌はやめなさい』という本の著者、ジョシュ・アックス氏からもこんなコメントをいただいています。

「私はいろんな人からよく聞かれます。『先生、私が診てもらうべき最良の医師は誰ですか？　機能性医学を専門とし、高度な実験とテストを行い、最高の食事療法とサプリメントのアドバイスを授けてくれるのは誰ですか？』と。それは、Dr.ジョーンズです。

彼のプログラムは最先端をゆくものです。皆さんも実践することをおすすめします。栄養とサプリメントを効果的に摂取し、パフォーマンスと生産性を次のレベルに引き上げたいなら、Dr.ジョーンズの食事術は間違いなくこの分野で最高です」

石川　いかがでしょう？　本書の食事術を習慣化すれば、皆さんの人生は大きく変わるはずです。食事を改善したことで年収アップが実現したり、ダイエットに成功したり、アトピーやうつが改善された、といった例も続々と報告されています。さまざまなかたちでこの食事術の効果が実感されているのです。

さあ、次は本書を読まれているあなたの番ですよ。

第3章

効能&目的別 スーパーフード

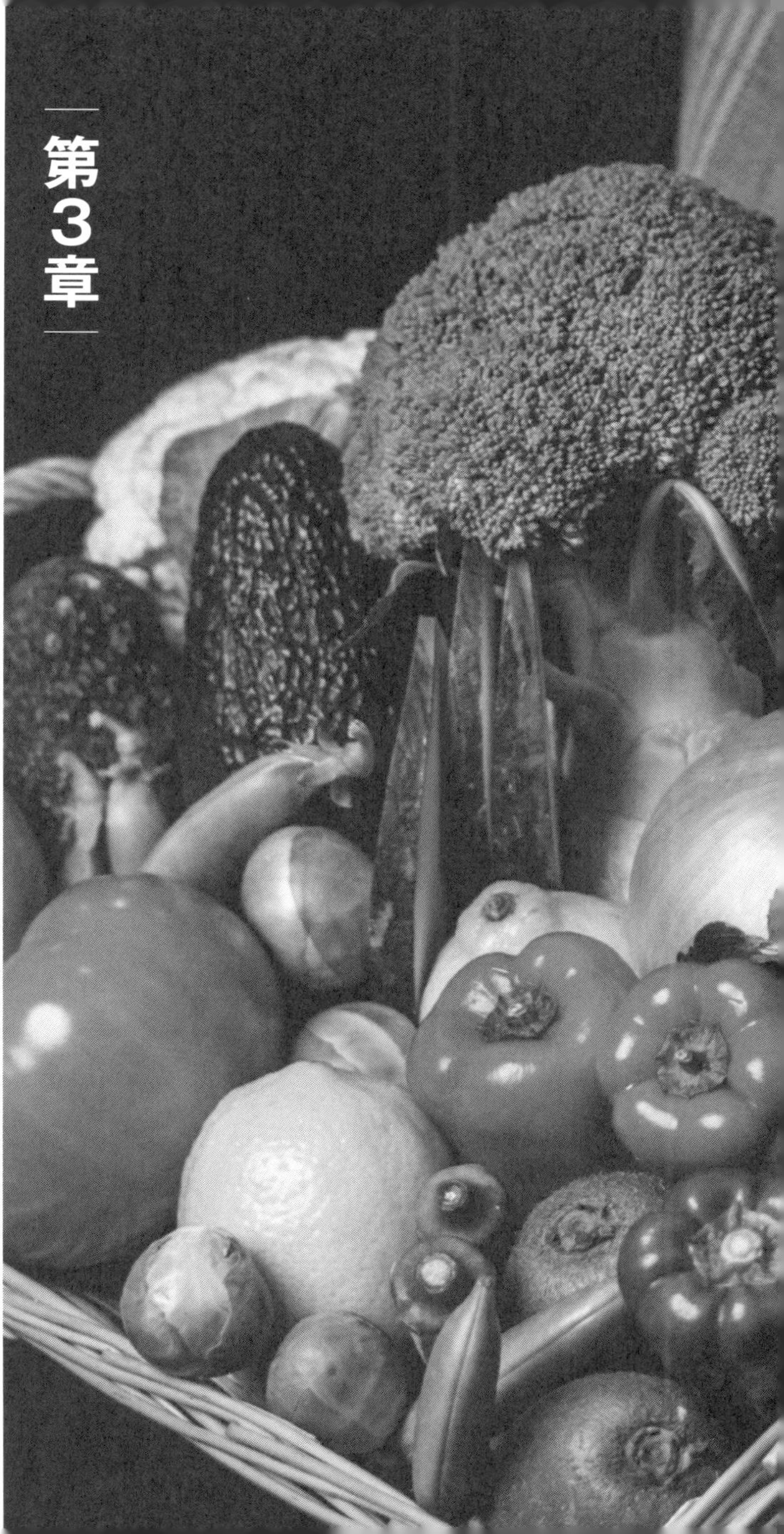

石川　本章では毎日の食事に取り入れてほしい食材リストを紹介します。それぞれの目的別に分けているので、あなたの効能や目的に合わせて取るようにしてください。

ジョーンズ　いずれも私たちが考える「スーパーフード」です。これらの食材が、あなたの健康維持やパフォーマンスの向上をサポートしてくれますよ。

脳を活性化させる食品とサプリメント

脳を活性化させる6つの食材

石川　記憶力や集中力の低下、頭がぼんやりするといった症状は多くの人にとって大きな問題でしょう。作業効率や学習能力の低下、人間関係のトラブル、精神的疲労、ＱＯＬの大幅な低下につながります。

ジョーンズ　私たちがおすすめする脳機能を活性化させるのに効果的な食材やサプリメントについて紹介します。これらで脳を活性化し、生産性を高めましょう。

①サーモン　脳の健康を取り戻し、スタミナを増加させる

サーモンは焼き魚や寿司といった和食、サラダやソテーなどの洋食でも定番メニューのひとつですよね。栄養価が高いスーパーフードです。

積極的に摂るべきオメガ３脂肪酸が豊富で、血液のサラサラ成分として知られるＤＨＡとＥＰＡがサーモンにもたっぷり含まれています。脳の働きを活性化し、脳卒中や認知症予防の効果が期待できます。これらは体内で生成されず、食べ物から摂取する必要があります。脳の60％は脂肪（そのうち10～15％はオメガ３脂肪酸であるＤＨＡ）で構成されているため、食事でＤＨＡを摂取することが脳の健康にとって重要なのです。

血液中のコレステロールや中性脂肪を減少させる効果もあり、血液の循環をよくして体内の炎症を軽減し、血栓の予防や高血圧、心筋梗塞といった生活習慣病の予防にもつながります。そして、サーモンには自然界で最も強力な抗酸化物質のひとつである「アスタキサンチン」が多量に含まれます。これはあのサーモンピンクの色素で、抗炎症作用や動脈硬化、糖尿病、がんの予防のほか、疲労回復、眼精疲労の軽減など、その健康効果は多岐にわたります。また、アンチエイジングにも効果的だとされます。

さらに、サーモンはビタミンＢ群の供給源です。ビタミンB_1は糖質の代謝をよくし、B_6

は脂質の代謝をサポートする働きがあり、B_{12}は悪性の貧血を予防する効果があります。ほかにカルシウムの吸収を助けるビタミンDも豊富です。

魚を食べるならサーモンを意識しましょう。

② クルミ 記憶力、学習能力を改善

クルミには健康的な脂肪、食物繊維、ビタミン、ミネラルが豊富です。ビタミンE、メラトニン、そして薄皮にはポリフェノールが含まれており、高い抗酸化作用もあります。またクルミには、他のどのナッツ類よりもオメガ3脂肪酸が大量に含まれ、これを摂取することで心臓病のリスクが低減するとされています。

また、クルミに含まれるポリフェノールは、心臓病、糖尿病、アルツハイマー病、がんなどの疾患の原因となっている炎症や酸化ストレスと戦うのに役立ちます。これにはエラジタンニンというポリフェノールが特に関与している可能性が指摘されています。

さらに、ニューヨーク州立発達障害基礎研究所（IBR=Institute for Basic Research in Developmental Disabilities）のマウスを使った研究では、不飽和脂肪酸、ポリフェノール、ビタミンEを含むクルミの栄養素が、脳の酸化的損傷と炎症の軽減に役立つ可能性がある

ことがわかりました。10か月間に及ぶ実験でマウスのえさの総量のうち6％または9％をクルミにして与えたところ（ヒトに換算すると一日28～45gに相当）、学習能力、記憶力、不安の軽減において顕著な改善を示したのです。

また、アメリカ農務省が率いる研究グループが行った高齢者の観察研究では、クルミを食べることで脳の処理速度が速くなると同時に、ものごとに柔軟に対応できる精神状態をもたらして記憶力が向上するなど、脳機能の改善が報告されています。糖質もナッツ類のなかでは比較的低いというデータもあります。こうした理由から、間食するならクルミをおすすめします。

③ ローズマリー　ストレス軽減、認知症にも効果が期待できる

ローズマリーといえば、あの心地よい香りを思い浮かべますよね？　あの香りには集中力を高め精神を安定させる働きがあり、私たちのストレスを取り除くことが期待できます。『Scientia Pharmaceutica』というオーストリアの学術誌に掲載された研究によると、20人の成人を対象に自律神経にどう作用するかを調べた結果、ローズマリーオイルを吸入後に、心拍数、呼吸数が大幅に増加しました。被験者はより活動的になり、眠気が減少して気分

が改善することもわかりました。このように、ローズマリーオイルには脳波活動、自律神経系活動を活発にし、気分を整える作用があることを示したのです。

メリーランド統合医療大学のアンドリュー博士が率いる研究では、ローズマリー葉抽出物には記憶力を高める効果があり、認知症の発症を軽減し、予防できる可能性も指摘されています。また、ローズマリーのロスマリン酸には抗酸化作用や抗炎症作用があり、脳の機能や健康を維持する働きがあるとされています。

さらに、がん治療にも効果が期待できる可能性が出てきました。がん研究学術誌『Cancer Reserch』で報告された、マウスを用いて行われた皮膚がん治療の研究によると、ローズマリー抽出物を用いることで皮膚がん細胞が増殖するのを抑制する働きがあることを発見しました。

こうした〝効果〟のほか、アンチエイジングや肌の引き締め効果も報告されています。オイルをたいて楽しむもよし、ローズマリーティーにして飲むのもよし、です。

④ ブルーベリー　記憶力と集中力を向上させるメモリーフード

エネルギッシュな人の場合、最初に脳が疲労します。脳が疲労すると、記憶力や集中力が低下し、パフォーマンスに影響して生産性が落ちます。

そんなときは、ブルーベリーです。ブルーベリーの紫色の色素でもあるアントシアニンはポリフェノールの一種で、脳への血流と酸素の流れを促進して脳機能を回復させ、記憶力低下の予防と集中力を高める効果が期待できます。

アメリカのタフツ大学の研究チームによると、ブルーベリーには病気や加齢による脳へのダメージを抑える効果があることもわかっています。研究者の一人は、ブルーベリーを「究極のメモリーフード」と呼んでいるとか。

また、ブルーベリーは抗酸化作用が強く活性酸素を除去するスーパーフードとしても知られており、免疫システムを強化するのに役立ちます。

古くから目の働きを高める効果や眼精疲労を予防する効果があることでも知られていますよね。

⑤ カカオ　脳の老化防止が期待される

カカオは脳には最高の栄養素のひとつです。チョコレートに含まれるカカオは強力な抗酸化作用を持つエピカテキンなどのフラボノイドポリフェノールを多く含み、アンチエイジング効果が期待できます。

カカオには、カフェインに似た苦い天然由来の有機化合物であるテオブロミンも含まれています。このテオブロミンには強力な血管拡張作用があり、血圧を下げる効果が期待され、腫れや浮腫の治療（体液の採取）に使用されています。また、利尿薬および天然の強心薬としても使用され、体のすみずみにまで酸素を供給する力を高めます。

このテオブロミンによる血管拡張効果は、内臓や血管の壁に存在し、収縮することでその働きを維持する平滑筋をリラックスさせるのに役立ち、喘息症状の軽減に効果があることも知られています。精神状態をリラックスさせる効果があるとも言われています。

健康への効能があるカカオですが、チョコレートの食べすぎには注意しましょう。

⑥ 平飼い卵 コリンが記憶力、集中力、認知機能をサポート

平飼い卵は自然のマルチビタミン。オメガ3脂肪酸などさまざまな栄養素がありますが、とりわけコリンが豊富。コリンを摂取すると、体内でアセチルコリンと呼ばれる神経伝達物質を形成するのに役立ち、記憶力や集中力、学習能力をサポートします。

また、抗炎症作用もあり、認知症やアルツハイマーの予防や改善にも効果があると言わ

れています。コリンはサプリメントで摂取するのもおすすめです。

記憶力や集中力を強化する㊙サプリメント

ジョーンズ　健康な脳機能を維持し、強化するサプリメントを紹介します。食事と一緒に効果的に必要な栄養素を摂るようにしましょう。

①マグネシウム　脳の長期記憶の機能を強化

マグネシウムは体のすべての細胞に存在し、骨密度、心臓の律動性、肺機能および血糖調節を正常に維持するために不可欠です。アメリカの脳神経外科医であるノーマン・シーリー博士は「マグネシウムの欠乏は、他のどの栄養素よりも多くの病気の原因となる可能性がある」と述べており、水や空気と同じくらい重要な栄養素です。十分なマグネシウムを摂取することで脳の健康と認知機能のあらゆる側面が改善されます。

中国の清華大学を含む研究チームによると、マグネシウム不足が記憶機能の低下と関連していることが明らかになっています。脳の海馬は長期記憶を保持するための主要な部位ですが、マグネシウムは海馬のシナプスの機能を強化し、改善することが知られ、海馬の能力に影響を与えます。また、認知機能の低下を防ぎアルツハイマー病予防にも効果的であることがわかっています。マグネシウムを絶えず補給しなければ、脳と神経系は適切に機能する能力を失います。成人に推奨される毎日のマグネシウム摂取量は、一般的に310～420㎎とされています。サプリメントを活用して効果的に摂取するようにしましょう。

② ビタミンD_3 「太陽の光」をサプリで摂る

ビタミンD_3は、脳の認知機能に大きな影響を及ぼします。ビタミンD_3不足は子供では自閉症や失読症、ＡＤＨＤと関連しており、成人においては認知症やアルツハイマー病、パーキンソン病に影響するとされています。

実はこのビタミンD_3の最適な供給源は日光です。日光を浴びると体内でビタミンD_3が生成されます。太陽の光を浴びることはビタミンD_3レベルを最適化し、脳の発達を助けてくれるのです。

③ プロバイオティクス　腸の健康をサポートする微生物

プロバイオティクスは、摂取すると腸内バランスを改善することによって人体の健康に好影響を与える微生物のこと。乳酸菌やビフィズス菌はプロバイオティクスの一種です。腸の健康は脳の健康に欠かせません。自閉症、失読症、ＡＤＨＤなどの神経発達障害がある子供は腸管漏出症候群であることが知られており、多くは食物アレルギーを抱えています。

腸が損傷すると食物の粒子が血流に入り、そこで免疫系が炎症性発作を引き起こします。脳にこの炎症が波及することで、神経機能が低下してしまいます。すると思考がすっきりしなくなったり、記憶障害などが生じるのです。重要な乳酸菌とビフィズス菌の菌株と３００億を超えるコロニー形成単位を持つ高品質のプロバイオティクスを補給することで、これらの症状を改善してくれます。

④ 亜鉛　ドーパミンの生成をサポート

ドーパミンは神経伝達物質で、快感や幸福感を得たり、やる気を感じたりする機能を担う脳内ホルモンです。亜鉛はそのドーパミンの生成を助け、前向きな気分と集中力を高めるカギとなります。亜鉛が不足している状態は、記憶力が低下したり、うつ病やＡＤＨＤに関与するとされています。

⑤ ホスファチジルセリン　子供たちの行動、多動性が改善

ホスファチジルセリン（ＰＳ）はドーパミンレベルを上昇させることが示され、記憶力や思考力の低下が気になったらおすすめ。岡山県倉敷市立短期大学の研究では、ＰＳを摂取するとＡＤＨＤと診断された子供たちの記憶、行動、多動性などが改善することが示されています。

⑥ アセチルＬ-カルニチン　ミトコンドリアが正常に働くためのカギを握る

体のすべての細胞に存在する「ミトコンドリア」。生命活動のためのエネルギーを体内で生産していますが、その役割を担っているのがミトコンドリアです。細胞のミトコンドリアの機能が高いほど、細胞が生成できるエネルギーが増えて健康状態が良くなります。

このアセチルＬ-カルニチンはミトコンドリアが正常に働くための重要な役割を果たします。また、記憶力や集中力に欠かせない神経伝達物質であるノルエピネフリンとセロト

ニンの分泌を促進します。

⑦ コエンザイムQ10　ミトコンドリアを刺激し、記憶力や認知機能が上昇

コエンザイムＱ10は体内に存在する有機化合物で、食事で摂った糖質や脂質を細胞内のミトコンドリアで燃焼させてエネルギーに変換する役割があります。アメリカのマサチューセッツ総合病院の研究では、コエンザイムＱ10を補給すると脳のミトコンドリアの働きが劇的に改善され、記憶力や認知機能の向上が示されています。

また、細胞膜などに含まれる脂質が活性酸素によって酸化するのを防ぐ抗酸化作用も見逃せません。

⑧ N－アセチルシステイン　脳を酸化ストレスから守る

この化合物は、脳や神経組織を酸化ストレスから保護する抗酸化物質のグルタチオンの産生に重要な役割を果たします。ディーン・バーク氏率いる研究チームからは、うつ病、強迫性障害、統合失調症や認知症、アルツハイマー病やパーキンソン病などに苦しむ人の機能が改善したという報告がなされています。

⑨ アルファリポ酸（α－リポ酸）　水溶性と脂溶性が特徴の抗酸化物質

これは、水溶性と脂溶性ふたつの特性を備えたユニークで強力な抗酸化物質です。その特性により脳、肝臓、神経など多くの臓器やシステムに吸収されます。アルツハイマー病などの神経変性疾患の予防効果があることも示されており、認知機能の発達をサポートする強力なサプリメントです。

ウイルスに負けない免疫力を上げる食材

代謝を良くし、腸内環境を良好な状態にする

石川　本書を執筆しているさなかに新型コロナウイルスが発生し、世界中に感染が拡大しました。現時点では、新型コロナウイルスがこの先どう収束していくのかはわかりません。ワクチンの開発が待たれますが、いつ、どんな形で新型ウイルスが出現し、私たちの命と生活を脅かすことになるかもわかりません。毎年流行するインフルエンザも忘れてはいけ

ない問題です。そんな今、私たちにできることは何か？　日々の食事と生活を改善することで、ウイルスに対抗する免疫力をつくることです。ここで、いかにして免疫力を上げていくかをご説明します。

ジョーンズ　体温が１度下がると免疫力は30％低下し、１度上がると５～６倍に高まるとも言われています。体を冷やさない、代謝を良くする食事が欠かせません。

また、免疫に関わる細胞の60～70％が腸に集中しており、腸は人体で最大の免疫器官とも言われます。口から入った病原体は腸を通して各部位に入っていきます。このとき、病原体の侵入を許してしまっては大問題で、腸がブロックする役割を果たしているのです。そのため腸内環境を良好な状態にしておくことがポイントで、それは腸内細菌のバランスが整っている状態を指します。それに適した食事をすることが大事なのです。

ここに紹介する食材は免疫力を上げるためには欠かせないものです。私は次の７つの項目のうち、１つか２つを毎回の食事で摂取するようにしています。

① レモン　免疫力と活力を飛躍的に高めて生産性アップにつながる

レモンといえばビタミンCですね。感染症と戦い病気の予防に役立つ強力な免疫増強ビタミンで、風邪などの体調不良時には欠かせません。ビタミンCには体に炎症を起こす活性酸素の除去、免疫力アップ、美肌効果、血管強化、ストレス低下……など、私たちの健康をサポートするさまざまな働きがあります。ビタミンCが豊富なフルーツや野菜を食べると、心臓病や脳卒中のリスクが低下することがさまざまな研究で示されています。

クエン酸も豊富。クエン酸はエネルギー代謝を促進し、疲労回復に効果があるとされる成分です。そのため、クエン酸が不足すると倦怠感が生じたり、太りやすくなってしまうこともあるので、日常的に摂取するといいでしょう。また、骨を強くして骨粗しょう症の予防になったり、鉄分の吸収を促進して貧血予防にも役立つことがわかっています。

レモンには強力な抗酸化作用があるポリフェノールもたっぷり。さらに、血圧改善の作用が期待されるカリウム、便秘解消をサポートする食物繊維も豊富に含まれていて、ダイエットや、消化器系の健康維持への効果が期待されています。

② きのこ　食物繊維の一種であるβグルカンで免疫力アップ

きのこは、古くから薬用として使われてきた、まさにスーパーフードです。腸の働きを良くする食物繊維が豊富。食物繊維は腸内環境を整える働きがあるため、免疫力アップにはもってこい。さらに、きのこに含まれる食物繊維の一種であるβグルカンは、腸内の免疫細胞に働きかけて免疫力を高め、体に侵入したウイルスや細菌を排除してくれるので、インフルエンザやアレルギー予防にもなると期待されているのです。

また、きのこの良い点は種類が多いこと。個人的に私が愛用しているのは次のもの。日本のスーパーでは見かけないかもしれませんが、オンラインで購入することができます。

「霊芝」は、あなたの睡眠、気分の改善、および免疫力を高めるためのサポートをしてくれる最も人気のあるきのこのひとつです。

「チャガ」は炎症を軽減し、その結果、免疫力をサポートします。

「カワラタケ」は、抗酸化作用が高いことで知られています。

ほかに、「ヤマブシタケ」や「冬虫夏草《とうちゅうかそう》」も免疫力の向上に役立ちます。どれも朝のスムージー、コーヒー、または炒め物に加えるといいでしょう。

③ ニンニクとタマネギ　硫化アリルが免疫細胞を活性化

ニンニクとタマネギは同じネギ属で、言ってみれば兄弟のようなもの。健康上のメリットも似ています。昔から感染症対策としても使用されてきました。

ニンニクとタマネギに多く含まれる硫化アリルは、体内に入ると一部がアリシンという強力な抗酸化物質に変化し、免疫細胞を活性化させます。このアリシンは、あの独特な匂いを生む成分ですが、ビタミンB_1、B_2の吸収力をアップさせる効果があります。ビタミンB_1は体内の糖質の分解を促進し、B_2は代謝を促進。疲労回復やがん予防の効果も期待されています。さらに、血液サラサラ効果があり、糖尿病・高血圧の予防効果も得られます。

ニンニクとタマネギは生と調理の両方で楽しめます。サラダ、野菜炒め、焼き野菜、肉料理、ドレッシング、スープなどに加えてください。

④ オリーブオイル　免疫力を高めて感染リスクを下げる

第1章でも説明しましたが、オリーブオイルは料理、ドレッシングなどで使われる健康的な一価不飽和脂肪酸です。オリーブオイルの主成分はオレイン酸で、熱に強く酸化しにくい。ポリフェノールやビタミンEなどの抗酸化物質が豊富で、免疫力を高めるのに役立ちます。スペインのハエン大学の研究によると、オリーブオイルは免疫力を高めて感染のリスクを下げ、免疫性の炎症反応から保護する可能性があるとされています。

このほか、オリーブオイルをふんだんに使う「地中海食」は、心疾患や糖尿病、肥満といった生活習慣病やアルツハイマー病のリスクが軽減することも報告されています。

オリーブオイルは、エキストラバージンオリーブオイルをおすすめします。生で摂取するのが最適。サラダのドレッシング、炒め物や焼き野菜、ジュースに加えてもいいですよ。

⑤ ショウガ 「ジンゲロール」の抗酸化作用が強力

ショウガは古くからその効能を生かし、消化を助けたり風邪と戦うために使われてきました。ショウガの強い香りと風味はその天然油からきています。この天然油が持つ薬効の源がジンゲロールという成分で、強力な抗炎症作用と抗酸化作用があるのです。

イランのイスファハン医科大学の研究によると、炎症の軽減、免疫力の向上、喉の痛みの改善、消化の改善に役立つことが示されています。

ほかにもさまざまな効能があるこのスーパーフードは、とても身近な食材ですからいろいろな料理に取り入れやすいですね。青汁やグリーンスムージーなど少し飲みづらいと思えるものにショウガを加えると、飲みやすくなります。

チューブ製品の場合は、２４０～３００㎖の水にショウガ大さじ2を入れて10～15分間沸騰させ、ジンジャーティーを作るといいでしょう。レモン汁大さじ1を加えるとさらに効果的な免疫力アップドリンクになりますよ。

⑥リンゴ酢(アップルサイダービネガー) ポリフェノールには整腸効果も

リンゴ酢は、潰したリンゴのジュースを発酵させて作られ、古くなったワインを思い出させる独特の香りのある酸性の強い果実酢です。

そもそも、「一日1個のリンゴは医者を遠ざける」ということわざがあるほど、リンゴは健康効果がある果物として知られていますよね。免疫力を高めるビタミンC、ビタミンEが豊富。また、リンゴには強い抗酸化力を持つリンゴポリフェノールが含まれています。さらに、ペクチンという食物繊維は腸の働きを良くして便通を整える効果もあります。

アメリカのヴァンダービルト大学の研究ではアップルサイダービネガーが人々の免疫に非常に有益であり、そして鬱血や風邪をひかないようにすることが期待される旨、示されています。

また、リンゴ酢には、ビタミンCのほかクエン酸も豊富に含まれているため美肌効果もあり、ダイエットや糖尿病、高血圧の予防にも効果があるとされているのです。

リンゴ酢には水を加えて飲むことをおすすめします。風邪をひくなど体調不良の場合は、水１００mlに対して、リンゴ酢５mlの配分で、オーガニックの生はちみつ大さじ２〜３を混ぜて飲むといいですよ。

⑦ボーンブロススープ　ミネラルとビタミンが豊富な最強スープ

ボーンブロスは簡単にいうと「骨のスープ」です。牛、鶏、または魚の骨などから作られ、美味しくて栄養価の高いスープで、私たちの免疫力を後押しするミネラルとビタミンが信じられないほど豊富。ボーンブロスに含まれる栄養素には血液細胞を健康にし、免疫システムを発達させるために必要な物質を供給する骨髄を含んでいます。

アメリカのスーパーではボーンブロスの棚コーナーがあるほど、注目が高まっています。免疫力だけでなく、消化不良や関節痛といった症状にも素晴らしい効果を発揮してくれるでしょう。ボーンブロススープのレシピはネット上でも紹介されていますが、次のページに私のレシピをご紹介します。これを参考に、皆さんもボーンブロススープを作ってみませんか？　簡単なのでおすすめです。

ご家庭で作るボーンブロススープ

【材料(2人分)】
オーガニック丸鶏：1羽(もしくは牧草牛骨)
水：2ℓ
セロリ：4〜6本(小さく切る)
タマネギ：1/2個(小さく切る)
ニンニク：3片(小さく切る)
生パセリ：大さじ1(小さく切る)
根しょうが：2.5cm(小さく切る)
海塩：小さじ1/2
リンゴ酢：小さじ1/2

【作り方】
材料をすべてクロックポット、もしくは深底の鍋に入れ、肉が骨から剥がれ落ちるようになるまで弱火で10〜12時間煮る(余った分は冷凍保存し、必要なときに解凍する)

※最高級のボーンブロススープを作るために
知ってほしい3つのこと
❶研究によると動物性食品と野菜の組み合わせには相乗効果があるため、一緒に煮るようにしましょう。
❷できるだけ、牧草地で飼育されていて抗生物質や成長ホルモン剤が含まれていないことがわかっている家畜の骨を購入しましょう。
❸リンゴ酢は、骨からミネラルを引き出すのに役立ちます。一緒に入れましょう。

免疫力を低下させる5つの要因

ジョーンズ　免疫力を上げるためには、免疫力を下げる原因となるものを排除することも重要です。生活習慣から次の５つを避けるようにしましょう。

1. 糖質

第１章でも避けるべきものとして紹介した糖質。免疫力にも悪影響を及ぼします。糖質を多く摂ると、体内の悪玉菌（細菌、真菌、寄生虫）に栄養が供給され、ビタミンC、亜鉛、グルタチオンなどの免疫力を増強する栄養素が体内から枯渇します。これによりビタミンC不足につながる可能性もあります。

私たちの体内には、血糖値を下げる役割のインスリンに反応してグルコースとビタミンCの両方を細胞に入れさせる受容体があります。しかし、グルコースはインスリンの受容体に対して親和性があり、体内のグルコースが多いほど、ビタミンCが細胞に入るのを妨げられ、細胞に取り込まれる量が少なくなってしまうのです。つまり、ビタミンCは免疫力には欠かせない重要なビタミンですが、糖質を摂ることでその効果を低下させてしまうのです。健康な代謝システムを手に入れるには糖質を避けましょう。

2. 睡眠不足

毎日質の高い睡眠を取ることは、あなたの健康を維持するとともに免疫力にも影響します。体が最適に機能するためには、休息と修復する時間が必要です。

ウイルスや細菌に対して抵抗する力は睡眠中に強化されます。ボストン大学医学部の研究によると、免疫力を健康な状態にしておくには、毎晩7〜9時間の睡眠が必要とされています。それ以下の睡眠しかとっていないと慢性的にストレス状態になり、体に炎症を起こし、免疫調節不全を増加させる可能性があるのです。やはり、睡眠は重要ですね。

3. 日光を浴びない

おそらく、多くの人は人生の90%以上を「屋内」で過ごします。問題なのは、常に屋内にいると自然の恵みを得られないことです。例えば日光を浴びることで私たちの体内でつくられるビタミンD。これは「太陽のビタミン」とも呼ばれ、さまざまな研究で、免疫力を高めてインフルエンザを予防したり、骨や筋力強化、がんや糖尿病の予防、花粉症などアレルギー疾患の予防などへの有効性についても期待されています。

また、屋内環境には、カビや化学物質による毒素など、免疫力に害を及ぼす可能性のあるものが存在します。外に出て、新鮮な空気を吸って日光浴をしましょう。

4. 脱水症

水は私たちの健康に不可欠です。免疫システムを形成するためにも十分な水分補給を必要とします。ただ、多くの人は、十分な量の水を飲むことを忘れがち。カフェイン、砂糖、アルコール摂取では、逆に脱水症状につながります。とにかく、水をたくさん飲みましょう。

5. 水道水

水分補給は免疫力にとって非常に重要ですが、水道水での水分補給には注意が必要です。実は水道水には塩素、トリハロメタン、鉛、雑菌、赤さび、カビなどが含まれていることが多く、特にマンションやビルに設置されている貯水槽などは危険です。

また、ペットボトルについても注意を払う必要があります。プラスチックの成分が水に漏れ出し、炎症や健康問題を引き起こす可能性があるからです。良質な水を家庭で飲むには、浄水器などを活用するといいでしょう。

肝臓の機能とクレンジング能力を改善する食品

肝臓は体内すべての臓器の原動力

石川　人は、毎日体内に溜まった毒素や化学物質を排出しています。主な排出の解毒器官は、肝臓、結腸、皮膚、腎臓、そして肺です。これらの臓器がしっかり働かないと、老廃物や毒素が体の細胞や組織に蓄積し、体の炎症や損傷を引き起こし、慢性疾患の原因となります。したがって、人の解毒プロセスに関わるこれらの臓器、とりわけ肝臓にいい食品を摂取すると、体内の不純物を洗い流し、体の機能を最適化するのに役立ちます。

ジョーンズ　肝臓は体内すべての臓器の原動力です。うまく機能しなければ全身が機能不全に陥ります。肝臓にはタンパク質、コレステロール、胆汁の生成から、ビタミン、ミネラル、さらには炭水化物の保存までさまざまな機能があります。また、アルコールなどを無毒化し、薬も代謝分解されます。肝臓を良好な状態に保つことは、健康、エネルギー、集中力を維持するためにも欠かせません。肝臓機能をサポートする食品を紹介しましょう。

①コーヒー　肝硬変や肝障害のリスクを軽減

あまりイメージが湧かないと思いますが、コーヒーは肝臓の健康を促進するための、最高の飲料のひとつです。中国の浙江大学医学部率いる肝臓研究チームによると、コーヒーを飲むと肝臓を病気から守ることが示されました。イタリアのフェデリコ２世ナポリ大学の研究では、コーヒーを飲むと慢性肝疾患の人の肝硬変や肝障害のリスクを低下することが繰り返し示されています。また、一般的なタイプの肝がんを発症するリスクや、慢性肝疾患患者の死亡リスクが軽減するという研究結果も報告されています。

コーヒーは体内で生じる炎症を減らし、体内で作られた老化の原因となるフリーラジカル（活性酸素種）を処理する抗酸化物質グルタチオンのレベルを上げます。

コーヒーにはこうした健康上の利点がたくさん。朝一杯のコーヒーを楽しんでください。

②緑茶・抹茶　カテキンが肝臓機能を活性化

抗酸化作用のあるカテキンがたっぷりなお茶が健康にいいことは広く知られていますよね。とりわけ肝臓に効果的です。オーストラリアのシドニー大学が実施した日本での大規模な研究のひとつでは、一日あたり５〜10杯の緑茶を飲むと、肝機能が改善されることがわかっています。

久留米大学医学部が実施した非アルコール性脂肪性肝疾患（ＮＡＦＬＤ）患者を対象とした小規模な研究では、抗酸化物質が豊富な緑茶を12週間飲むと肝機能が改善し、肝臓の酸化ストレスと脂肪沈着が軽減するという結果が出ています。さらに、中国上海第十人民医院が率いるチームの研究では、緑茶を飲んだ人は肝がんが発症するリスクが低下。最もリスクが低いのは一日に４杯以上飲んだ人でした。

③グレープフルーツ　肝臓の脂肪を分解する作用がある

グレープフルーツには炎症を軽減し、肝臓を自然に保護するナリンゲニンとナリンギンという抗酸化物質が含まれています。クロアチアのリエカ大学医学部で行われた実験では、これらの酸化防止成分により、過剰な結合組織が蓄積して肝臓が硬くなってしまう肝線維症の発症を予防する効果があることがわかりました。また、高脂肪食を与え続けたマウスにグレープフルーツを与えると、ナリンゲニンが作用して肝臓の脂肪を減らし、脂肪の燃焼に必要な酵素の数が増えることが示されました。つまり、脂肪を分解するのです。

④ ブルーベリーとクランベリー　アントシアニンが肝臓の損傷を防ぐ

フルーツでいえば、ブルーベリーとクランベリーも欠かせません。肝臓を健康な状態に保つのに適したアントシアニンが含まれています。アントシアニンは抗酸化物質で、ベリーの独特の色はこの色素成分によって生まれています。

メキシコの国立工科大学などによる動物実験では、ブルーベリーとクランベリーを３～４週間摂取すると、肝臓の損傷を防ぐという結果が。また、ブルーベリーは免疫機能を改善し、抗酸化物質を増加させることもわかっています。別のマウスによる実験では、ベリーに含まれる抗酸化物質が肝臓の病変や肝線維症の発生を遅らせることがわかりました。

さらに、ブルーベリーの抽出物は、試験管研究でヒト肝がん細胞の増殖を抑えるという結果も出ています。

⑤ ブドウ　レスベラトロールが肝臓の炎症を軽減

ブドウ、特に赤ブドウと紫ブドウには、健康上のメリットがあるさまざまな植物性化合物が含まれています。なかでも有名なのはレスベラトロールです。

これは、ブドウの果皮や赤ワイン、ピーナッツの渋皮などに含まれるポリフェノールの一種で、動物やヒトを対象にした研究で、肝臓によい食品であることがわかっています。

ブラジルのサンパウロ連邦大学での動物実験で、ブドウとブドウ果汁が肝臓の炎症を軽減し、損傷の予防、抗酸化物質のレベルを増加させるなどの結果が得られました。NAFLD（非アルコール性脂肪性肝疾患）の人での小規模な研究では、ブドウ種子抽出物を3か月間摂取すると肝機能が改善することもわかりました。

⑥ アブラナ科の野菜　抗酸化作用のあるイソチオシアネートが豊富

芽キャベツ、ブロッコリー、カラシナなど、おなじみのアブラナ科の野菜は繊維量が多く、抗酸化作用のあるイソチオシアネートが多く含まれています。

カゴメの研究チームによる動物実験では、芽キャベツエキスが解毒酵素のレベルを高め、肝臓を損傷から保護することが示されています。

ブロッコリーはスルフォラファンを含むことで知られています。スルフォラファンは体内に取り込まれた化学物質の解毒や抗酸化力を高めたり、がん予防に効果があるだけでなく、肝臓の炎症やインスリン抵抗性を改善する効果も。実際に金沢大学の研究チームによると、スルフォラファンを混ぜたえさを与えたマウスは、混ぜなかったグループと比べて脂肪肝と血糖値の上昇が抑えられたという結果が出ています。また、脂肪肝の男性を対象とした東海大学の最近の研究では、ブロッコリーの新芽にあるブロッコリースプラウトのエキスが肝酵素レベルを改善し、酸化ストレスを軽減させることがわかりました。

⑦ ナッツ　メタボの予防や心疾患のリスクも軽減

小腹がすいたときの間食などに断然おすすめなのがナッツ。積極的に摂取したい不飽和脂肪酸を多く含み、血中の中性脂肪や悪玉コレステロールを減らす効果があります。糖質量も少なく、食物繊維が豊富！　食物繊維は消化に時間がかかるため、腹持ちがいいのです。老化の原因となる活性酸素を防ぐビタミンＥが含まれています。

ほかにも、メタボの予防や心疾患のリスクが軽減するというデータもあるなど、さまざまなメリットがあるナッツは、肝臓にも良い影響があることがわかっています。

シドニー大学附属ウエストミード病院で実施した、ＮＡＦＬＤの１０６人を対象とした６か月間の観察研究では、ナッツを食べることで肝臓酵素のレベルが改善されることがわかりました。

運動の効果を最大化する食事

運動前に摂取する栄養素の基礎知識

石川　ストレス発散や健康な状態を維持するためにも適度な運動が欠かせません。アスリートやフィットネス愛好家だけでなく、ふだんからジョギングをしたりジムを利用する方が増えています。せっかく運動するなら、より効果的にパフォーマンスを向上させたいですよね。では、運動する前に何を口にしたらいいのか？　ここでも食事がポイントになります。

ジョーンズ　そうです。運動前に適切な栄養素で体に燃料を供給すると、パフォーマンスを最大化させるだけでなく、筋肉の損傷を最小限に抑えるのに役立ちます。運動前に摂取すべき主要な栄養素には、それぞれ特定の役割があります。まずはそこを確認しましょう。

●炭水化物

あなたの筋肉のメインのエネルギー源は、炭水化物を分解して作られるブドウ糖です。

食事を取らなくても安定してブドウ糖を供給できるように、肝臓と筋肉にグリコーゲンという形でブドウ糖を蓄えます。

短時間の運動、高強度の運動では主にこの貯蔵したグリコーゲンを使います。しかし、グリコーゲンの貯蔵量には限度があるため、グリコーゲンが枯渇すると一気にパフォーマンスが低下します。そのため長時間の運動、スポーツ選手の場合は食事法を含めてどのようにしたらエネルギー源を維持できるかを考えなくてはいけません。

●タンパク質

炭水化物は筋肉を動かすためのエネルギーとなりますが、タンパク質はその筋肉をつくる役割があります。運動前にタンパク質を摂取することで運動能力が上がることはさまざまな研究で実証されています。運動前にタンパク質（もしくは炭水化物と一緒に）を摂取すると、筋肉合成が増加します。テキサス州にあるベイラー大学の研究によると、運動前に20gのホエイプロテインを摂ることが筋肉合成に有効とされます。ほかにも、運動前にタンパク質を摂ると、疲労回復が早まります。体脂肪の量も減少し、筋肉のパフォーマンスが向上します。

●脂肪

運動能力に対する脂肪摂取の影響も調査されました。そのうちニューヨーク州立大学バッファロー校の研究では、健康で訓練されたランナーが脂肪分40％の食事を4週間続けると、走行時間が長くなる結果が得られました。運動強度が低い、もしくは中程度で長時間の運動には脂肪が欠かせない栄養素なのです。

運動前に摂取すべき最高の食品

ジョーンズ　では、私が自信をもっておすすめする、運動前に摂取すべき食品を紹介します。いずれも、ここまでに紹介した栄養素を含んだものです。

①ビーツ　運動能力と持久力がアップ

色鮮やかな赤が特徴の野菜「ビーツ」。これはロシア料理のボルシチに使われることで知られていますが、サラダや蒸し料理でも楽しめますよね。ミネラルや食物繊維など、「食べる輸血」と呼ばれるほど豊富な栄養素を含む健康食材ですが、この赤色に注目。べタレイン色素と呼ばれる成分で、抗酸化作用が強く、肝機能を高め、肝臓に脂肪がつくのを防ぐ働きがあるのです。

また、ビーツは多くのアスリートにとって最高の食品のひとつです。ビーツやビーツジュースは、ミトコンドリアが細胞内でエネルギーを作りだす能力を向上させることができます。運動能力が向上するだけでなく、持久力がアップすることもカナダのゲルフ大学による研究などで報告されています。ビーツは生、ロースト、または漬物にしても美味しいですし、サラダやスムージーに入れてもいいです。

②冬虫夏草　筋肉の強度を高めて回復も促進

冬虫夏草は、虫にきのこが寄生したもの。筋力の強度を高め、筋肉痛を緩和し、スタミナ改善をサポートするとされています。体内の主要なエネルギー源のＡＴＰ（アデノシン三リン酸）を生成するために使用されます。冬虫夏草に含まれる抗酸化物質はフリーラジカル（活性酸素）の形成を減らし、運動間の筋肉の回復を促進するのに役立ちます。まさにアスリートにとって最高の食品のひとつです。

冬虫夏草は粉末状の商品が多いですが、健康食品店やオンラインショップで乾燥したものも売っています。出汁にしたり、お茶として飲んでもいいでしょう。

③ ココナッツオイル　MCTオイルが大量のエネルギーを生む

ココナッツオイルは、最も健康的な脂肪のひとつとして際立った存在です。体内で簡単に分解されることで素早く大量のエネルギーを生み出すことができるMCTオイル（中鎖脂肪酸）が豊富に含まれているからです。

日清オイリオグループの研究では、MCTオイルを摂取すれば炭水化物を摂らなくても十分に運動パフォーマンスを向上させることが示されています。また、運動中の乳酸生成を減少させるのにも、トレーニング後の疲労や筋肉痛をやわらげるのにも役立ちます。お気に入りのレシピに加えるか、コーヒー、紅茶、スムージーに入れて健康的な脂肪をたっぷり摂ってください。

④ ベリー類　消化の良いブドウ糖が豊富

イチゴ、クコの実、ブルーベリーなどお気に入りのベリーを摂取すると、エネルギーレベルが飛躍的に上がり、運動の質をアップしてくれます。ベリーは消化の良いブドウ糖が豊富で、筋肉に燃料を供給するため細胞に大量のブドウ糖を届けるので、運動前に摂取するのにうってつけの食品です。さらに細胞の再生を助けて筋肉組織を修復し、運動後の回復時間を短縮するのに役立つ抗酸化物質が詰まっています。

⑤ 高品質のタンパク質　筋肉の再生と回復に欠かせない

激しい運動前には、高品質のタンパク質をたくさん摂取する必要があります。タンパク質は筋肉の再生と回復に必要なアミノ酸を供給し、筋肉の構築と脂肪を燃焼させる重要なものです。また、トレーニング後すぐにタンパク質を摂り入れて、筋肉の成長を最大化しましょう。

免疫力アップ食として紹介したボーンブロススープ、グラスフェッドビーフ、レンズ豆、卵、天然のサーモンは、高品質なタンパク質源です。

⑥ チアシード　トップアスリートも愛用するスーパーフード

チアシードは栄養価が高く、オメガ3脂肪酸であるα-リノレン酸や食物繊維など、栄養素が豊富。健康的な脂肪、タンパク質、炭水化物が完璧なバランスで含まれており、トップアスリートにとっても最高の食品です。

アメリカのアラバマ大学の研究では、運動前にスポーツドリンクを摂取するグループとスポーツドリンクを半分にしてチアシードを加えたドリンクを摂取するグループに分け、長距離走（10km）のタイムを比較する研究を行いました。すると両グループでタイムに違いはなく、長時間運動においてチアシードは糖質と同等のエネルギー源として使用できることが示されたのです。チアシードは、ヨーグルトやオートミールに入れたりサラダにまぶすなどして、食感と味と効能を楽しんでください。

⑦ ホウレン草　フリーラジカルの形成を阻止し筋肉の修復を促進

皆さんの食卓になじみのあるホウレン草。アスリートにとって欠かせない食品であることは言うまでもありません。食物硝酸塩が豊富で、細胞内のミトコンドリアの働きをサポートすることでエネルギーレベルを上げてくれます。

さらに、抗酸化物質が高濃度で含まれており、フリーラジカル（活性酸素）の形成を阻止し、筋肉の修復を促進します。また、運動中に失われるビタミンやミネラルなど多くの必須栄養素も豊富。特にホウレン草はビタミンC、カリウム、鉄、マンガン、葉酸の供給源です。オーガニックのホウレン草を、サラダやソテーにして運動前に摂取するといいでしょう。

運動前に摂るといいサプリメントは？

ジョーンズ　サプリメントの使用はスポーツ界ではもう一般的ですね。運動のパフォーマンスを向上させ、疲労の軽減に役立ちます。以下は、私がおすすめするサプリの一部です。

①クレアチン　最もポピュラーなスポーツサプリ

クレアチンはおそらく最も一般的に使用されているスポーツサプリメントです。アメリカのノバ・サウスイースタン大学の研究によると、クレアチンは疲労を軽減し、同時に筋肉量、筋繊維サイズ、筋力とパワーを増加させる働きがあることが示されています。

クレアチンは運動後に摂取するとさらに効果があるという結果もあります。一回につき2～5gのサプリを服用すると効果的です。

② カフェイン　筋肉のパワーを高めて疲労を軽減

コーヒーやお茶から摂取できるカフェインにはさまざまな健康上の利点があります。韓国の建国大学校の研究では運動パフォーマンスを改善し、筋肉の強度とパワーを高めて疲労を軽減し、脂肪燃焼を刺激することが示されました。こうしたカフェイン効果のピークは摂取して90分後に表れることもわかりました。

③ BCAA（分岐鎖アミノ酸）　持久系サプリとして活躍

BCAAはスポーツをされている方ならご存じの方も多いでしょう。これは、体内で作ることができない必須アミノ酸であるバリン、ロイシン、イソロイシンを指します。

運動をする際の持久力やコンディション維持に重要な役割を果たすのがタンパク質で、そのタンパク質を構成しているのがアミノ酸。とりわけBCAAは、持久力系のアミノ酸として重要な栄養素です。BCAAは、マグロや肉、牛乳などに含まれていますが、吸収するのに時間がかかるためサプリメントで摂取するのがおすすめです。

２００４年の名古屋工業大学の研究によると、運動前にBCAAを摂取すると筋肉の損傷を減らし、筋肉タンパク質の合成を促進することがわかっています。

少なくとも運動の1時間前に、5g以上の摂取が効果的です。

④ ベータアラニン　高強度トレーニングをサポート

ベータアラニンは、カルノシンという物質の筋肉貯蔵を増加させるアミノ酸です。アメリカのノースカロライナ大学などの共同チームの研究で、短期的および高強度の運動に効果的であることが示されました。疲労を軽減しながら運動能力と持久力を高めてくれるため、多くのアスリートから支持されています。推奨される一日の摂取量は2〜5gで、そのうち少なくとも0・5gは運動前に摂取するといいでしょう。

石川　これらのサプリメントは、仕事が忙しいときや集中力を高めたいときなどに効果的です。具体的な摂取量は製品によって異なりますが、一般的には運動の30〜45分前に摂取することをおすすめします。

ジョーンズ　運動前には水分をしっかり摂取することを忘れないでください。基本中の基本かもしれませんが、多くの人は十分な水分補給ができていないようです。脱水症はパフォーマンスの大幅な低下をもたらしますし、死に至ることもあります。

アメリカスポーツ医学会（ＡＣＳＭ）は、運動中に脱水症状になることを防止するため、運動の少なくとも４時間前に５００〜６００㎖の水を、運動の10〜15分前に２３０〜３５０㎖の水を飲むことを推奨しています。

運動後の筋肉の修復にもタンパク質と炭水化物

石川　さて、運動前に何を食べるべきかわかりましたね。あわせて運動後の食事にも意識を向けてみましょう。「しっかり運動した」と満足し、自分へのご褒美として食事をする……。運動の効果を最大化するには、運動後にも適切な栄養素を摂取することが重要です。

ジョーンズ　そうです。まず、運動後の体の状態を確認しましょう。運動しているとき、筋肉は体内に貯蔵されたグリコーゲンをエネルギーとして使います。これにより、グリコーゲンが部分的に枯渇し、筋肉のタンパク質の一部も分解されて損傷を受けます。そのため、運動後の体はもう一度体内にグリコーゲンを貯蔵し、筋肉のタンパク質を修復して再生させようとします。ですから運動後にタンパク質と炭水化物を摂ることは特に重要です。運動後に適切な量のタンパク質を摂取すると、筋肉を修復および再構築させるために必要なアミノ酸が生成されます。国際スポーツ栄養学会の研究では、運動後すぐにタンパク質（0・25〜0・40g／kg体重／用量）の摂取をすすめています（体重70kgの場合は、17・5〜28g程度）。

また、国際スポーツ栄養学会によると、運動後30分以内に体重1kgあたり1・1〜1・4gの炭水化物を摂取すると、必要なグリコーゲンが再合成されます（体重70kgの場合は炭水化物77〜98g程度）。さらに、タンパク質と炭水化物が同時に消費されると、グリコーゲン合成を促進するインスリン分泌がより刺激されます。理想は、炭水化物3：タンパク質1の割合で摂るといいでしょう。例えば120gの炭水化物と40gのタンパク質です。

運動後はできるだけ早く炭水化物とタンパク質を摂取しましょう。多くの専門家は、運動後45分以内を推奨しています。実際、運動後の炭水化物摂取が2時間遅れることにより、グリコーゲン合成率が50％も低下する可能性があると考えられています。

石川　脂肪はどうでしょう？　運動後に脂肪を摂ると消化が遅くなり、栄養素の吸収が阻害されると考える方が多いかもしれませんね。たしかに吸収を遅らせる可能性はありますが、メリットは変わりません。

テキサス大学の研究では、運動後に全脂肪乳と脂肪分を抜いたスキムミルクを摂取した場合、全脂肪乳のほうが筋肉の成長の促進に効果的であることが示されました。また、2004年にアメリカ生理学会で発表された研究では、運動後に高脂肪の食事（食事の栄養素の45％を脂肪から）をしても、筋肉のグリコーゲン合成には影響がなかったことが示されています。運動後は脂肪を摂りすぎないほうがいいのですが、多少なら筋肉の回復に悪影響を及ぼすことはありません。

運動後に摂取すべき効果的な食事

ジョーンズ　運動後の食事の主な目的は、適切な体力の回復のために素晴らしい栄養素を体に供給し、運動効果を最大化させることです。消化の良い食品を選ぶと、栄養素の吸収が早くなるのは言うまでもありません。ここでは、消化のいい食品例を挙げましょう。

●炭水化物

サツマイモ／キヌア（南米が原産地の雑穀）／フルーツ（パイナップル・ベリー類・バナナ・キウイ）／餅／オートミール／ジャガイモ／濃い緑の葉野菜

●タンパク質

動物または植物ベースのプロテイン粉末／卵／チーズ／サーモン／鶏肉／プロテインバー／ツナ

●脂肪

アボカド／ナッツ／ナッツバター／トレイルミックス（ドライフルーツとナッツ）

これらを参考に組み合わせて摂取するといいでしょう。

石川　ここで紹介した食材はトップアスリートも普段から摂取しているものばかり。バランスの取れた食事と健康的なライフスタイルの一部にこれらの食品を取り入れて、運動の効果を最大化し、パフォーマンスを高めてくださいね。

若返りの特効薬！ スーパー抗酸化フード

ジョーンズ　ここでは、さまざまな研究によって明らかになった、強力な抗酸化作用を持ち、あらゆる健康と美容をサポートするスーパーフードを紹介します。

① トマト　抗酸化作用でさまざまな病気を予防

トマトは体の活力を高め、ダイエットに効果的で、がんの予防になり、血圧の状態を維持し、糖尿病患者の血糖値を下げることが期待できる……これぞスーパーフードのひとつです。

トマトはビタミンCやリコピンという抗酸化物質の優れた供給源。免疫機能を高めて感染症対策として期待され、がんを引き起こすことで知られるフリーラジカル（活性酸素）の形成を防ぐ効果があります。カリウムを大量に含んでおり、細胞内の塩分濃度を保ち体内の余分な塩分を排出。健康的な血圧を維持し、心血管疾患のリスクを減らすことも期待されます。

また、トマトにはルテインやリコピンなど主要なカロチノイドが含まれていて、パソコン作業などの際の光による損傷から目を保護する働きがあります。

② ケール　心臓病のリスクを軽減する「緑黄色野菜の王様」

ケールは、日本では青汁の原料として知られていますが、アメリカでも健康食材として人気が高いです。コレステロール値を下げる胆汁酸封鎖剤（消化管で胆汁酸を結合し、腸が酸を再吸収するのを防ぐ働きがあり、ＬＤＬ（悪玉）コレステロールの血中レベルを下げるのを助ける）を含んでおり、心臓病のリスクを低下させることが期待できます。２００８年に科学誌『Biomedical and Environmental Sciences』に掲載された研究データによると、ケールの葉を使ったグリーンスムージーを12週間毎日飲むと、ＨＤＬ（善玉）コレステロールが27％増加してＬＤＬコレステロールが10％低下するとともに、抗酸化作用が高まることがわかっています。

そのほか、ケールは抗酸化作用のあるビタミンＣ、人間の体内でビタミンＡに変換されるβカロテンが豊富に含まれています。ほかにも現代の食生活に欠けている多くの重要なミネラル、例えばカルシウム、カリウム、マグネシウムなども。さらに加齢とともに物が見えにくくなる黄斑変性症と白内障のリスクを大幅に低減する栄養素として知られるルテインとゼアキサンチンが豊富です。

こうした効能の数々から、ケールは「緑黄色野菜の王様」と呼ばれています。

③ アボカド　食べる美容液！　美容から健康まで叶えるスーパーフード

アボカドは「最も栄養価の高い果実」としてギネスブックに認定されているスーパーフードです。とにかく、アボカドには健康的な脂肪が豊富！　１００ｇのうち15ｇも含まれていて脳を活性化します。オメガ3やオメガ6といった不飽和脂肪酸がたっぷりで、コレステロールを軽減する効果も期待されています。

栄養価も非常に高く、20種類のビタミンやミネラルが含まれています。

まず、エネルギー代謝をサポートする働きがある栄養素のビタミンB群。とりわけ、疲労回復や集中力のアップに効果的なビタミンB_1、ストレスを軽減し、生活習慣病の予防効果があるとされるビタミンB_2、食品中のタンパク質からエネルギー代謝に関与したり皮膚の健康維持にも役立つビタミンB_6など。

抗酸化作用を持つビタミンEも豊富。ビタミンEは血流を促進し、シミの予防や乾燥肌の改善など、美肌効果も期待できます。アボカドに含まれるカリウムには、体内の余分なナトリウムを排出し、血圧を下げる働きがあります。

さらにアボカドに含まれる食物繊維は、減量や血糖値が急上昇するのを抑制し、多くの疾患のリスクを低減させることが期待できます。

アボカド100g中に炭水化物は9g含まれていますが、そのうち7gは繊維質であるため「正味」の炭水化物は2gしかなく、低炭水化物な植物性食品です。消化もよくデトックス効果も期待できますので、毎日の食事に取り入れましょう。

④ ウコン　「クルクミン」の強力な抗炎症作用でがん予防にも

ウコンはショウガ科の多年草で、英語名は「ターメリック」。カレー粉の黄色い香辛料として知られていますよね。ウコンの歴史は数千年に及びますが、その有効成分であるクルクミンについて私たちが知ったのは最近のこと。テキサス州立大学MDアンダーソンがんセンターの研究報告によると、65件を超える臨床試験により、自己免疫疾患、心血管疾患、神経疾患、心理的疾患、糖尿病やがんなどさまざまな慢性疾患に対するクルクミンの効果が明らかになってきました。

クルクミンは天然の抗炎症化合物で、体の抗酸化能力を劇的に高めます。クルクミンの驚くべき抗炎症作用を物語る実験があります。関節リウマチの患者18人でクルクミンと非ステロイド性の抗炎症薬（ＮＳＡＩＤ）を比べた試験によると、クルクミン（１２００mg／日）を２週間補給した後の朝、目を覚ましたときの体の硬直度合い、歩行時間、および関節の腫れの改善は、抗炎症薬フェニルブタゾンでの治療（３００mg／日）を２週間行った後の改善に匹敵するものでした（『Indian Journal of Medical Research』誌より）。

ウコンを摂取する際は黒コショウと組み合わせてください。クルクミンの吸収を最大限にすることができます。

⑤ ウィートグラス　健康メリットが満載の「緑の血液」

ウィートグラスは間違いなく最高のスーパーフードです。

小麦若葉の発芽したばかりの葉から調製され、鉄、カルシウム、マグネシウムなどのビタミンやミネラルを大量に供給することができます。また、健康上の利点が満載の植物色素であるクロロフィルも摂取できて、「緑の血液」とも言われています。ジュースやスムージーに加えたり、タブレットで試してみるといいですよ。

⑥ シナモン　多くの健康効果に注目

このスパイスは、スイーツや飲み物に風味を加えるだけではありません。抗酸化物質が多く、血糖値とコレステロールの低下、胸のむかつきや吐き気、ＰＭＳ（月経前症候群）の症状の改善、体の炎症の軽減にも効果があります。

流通しているシナモンには「セイロンシナモン」と「カシアシナモン」があります。比較的安価なカシアシナモンはシナモンパウダーに多く使われていますが、有害なクマリンが含まれているため注意が必要です。セイロンシナモンのクマリン含有量は少ないので、こちらをチョイスするようにしましょう。

ヨーグルト、オートミール、スムージーにシナモンを振りかければ栄養価を高めますし、この貴重なスパイスの多くの健康上の利点を享受してください。

⑦ クコの実　漢方薬の定番である「不老長寿の薬」

ブルーベリーの最大12倍の抗酸化レベルで、ベリーのなかでも栄養が最も豊富なスーパーフードのひとつとして知られています。クコの実は何世紀にもわたって漢方薬の成分として使われ、活力、エネルギー源となって、中国では「不老長寿の薬」とも呼ばれてきました。

また、目の病気の予防、皮膚の保護、がん細胞の成長を抑制する抗酸化物質も含まれています。多くの食料品店で乾燥したもの、または粉末状になったものが販売されています。ニンジンサラダにトッピングしたり、昼食や夕食に栄養価の高いオプションとして取り入れてください。

⑧ スピルリナ　血圧の低下、がんのリスクを軽減する効果が

スピルリナは優れた栄養バランスを持つ〝藻〟。世界で最も栄養価の高い栄養食品のひとつです。1gあたりのタンパク質の量は赤身肉より多く、体に必要なすべての必須脂肪酸を含み、多くの抗酸化物質とビタミンやミネラルを含みます。

スピルリナの健康上のメリットには、動脈内のプラーク蓄積の防止、血圧の低下、がんのリスクを減らすなどがあります。

スピルリナは粉末やタブレットで販売され、オンラインショップや健康食品を扱うお店で入手できます。スムージーに入れたり、食べ物に振りかけて召し上がってください。

⑨ アサイー　健康メリットが豊富なスーパーフード

アサイーは抗酸化物質の含有量が多く、健康に良い脂肪、繊維、ビタミンB、マグネシウム、カリウム、リンを豊富に含んでいるため、スーパーフードと呼ばれるものの中でも重要なプレーヤーです。

米国農務省やブラジル連邦パラ大学などによる研究で、アサイーベリーに含まれる化合物が認知機能の改善、脂質代謝の向上、正常な血糖値の維持に役立つことが示されています。その人気の高まりにより、アサイーパウダーは多くのドラッグストアや健康食品を扱う店で入手できますので、スムージーに混ぜたりして摂取するようにしましょう。

⑩ チョコレート　美味しくて抗酸化作用が高い健康食

チョコレートは美味しいうえに、さまざまなメリットがあるスーパーフードです。抗酸化作用のあるフラバノールを含んでおり、２０１１年にパリで開催された欧州心臓学会では、チョコレートを週に5回食べると心臓病になるリスクが57％低くなるという報告がされました。

また、Food and Health R&D Laboratoriesの研究によれば、悪玉コレステロールを減少させることもわかりました。さらにノッティンガム大学の研究では、高フラバノールのチョコレートを5日間食べると、脳への血流の改善がみられることが示されました。

選び方の注意点としては、できればカカオの含有量が70％以上の高品質のダークチョコレートを選んでください。

パフォーマンスを最大化するためのアクションステップ

石川　本章では、あなたの「パフォーマンス」を高めるスーパーフードの数々をご紹介しました。いずれも食事習慣に取り入れていただきたいものばかり。ですが、いきなりすべては難しいので、ここも「ベイビーステップ」でいきましょう。そこで、今日からすぐに簡単に始められる2つのポイントをまとめます。

1．脳の活性化や記憶力と集中力を強化するために、特に以下の4つの食材を積極的に摂取することから始めていきましょう。

●サーモン→オメガ3脂肪酸がたっぷり含まれていて、脳の働きを活性化し、脳卒中や認知症予防の効果が期待できます。

●クルミ&カカオ↓普段の間食をクルミやカカオ70％以上のチョコレートに変えてみましょう。クルミには不飽和脂肪酸、ビタミンEなどが豊富に含まれているため、脳の炎症の軽減に役立ちます。また、カカオには記憶力と集中力を向上させるポリフェノールが豊富に含まれています。

●ブルーベリー↓病気や加齢による脳へのダメージを抑える効果があるポリフェノールが豊富です。積極的にブルーベリー中心のスムージーを作って飲んでみてください。

2. 免疫力を高めることで風邪をひかないようにし、体調を崩さないようにするのは毎日のパフォーマンスを最大化するための基本です。ぜひ、以下の4つの食材を今日から意識的に摂取してください。体調が良くなっていくのを感じられるはずです。

●レモン↓炎症を起こす活性酸素を除去し、免疫力をアップさせるビタミンCが豊富。レモン水にして、朝だけでなく常に飲んでほしいものです。また、外食をする際は店員さんにレモンがないか確認してコップの水に絞って入れたり、料理やサラダにレモンをかけたりなど、普段の食事にレモンをどんどん取り入れていきましょう。

●ニンニクとタマネギ↓ニンニクやタマネギに含まれる硫化アリルは、体内で抗酸化物質になってあなたの免疫細胞を活性化してくれます。ニンニクを食べると口臭が気になると思われる方もいるかもしれませんが、あの匂いの成分こそ免疫力には欠かせないもの。食習慣に取り入れましょう。

●ショウガ↓強力な抗酸化作用と抗炎症作用があるジンゲロールを豊富に含む、とてもパワフルな食材です。健康食品を扱うショップやネットショップなどでオーガニックのショウガパウダーを購入し、はちみつと一緒に紅茶に入れて飲むといいでしょう。

第4章

「ミニ断食」で、あらゆる毒素をデトックス

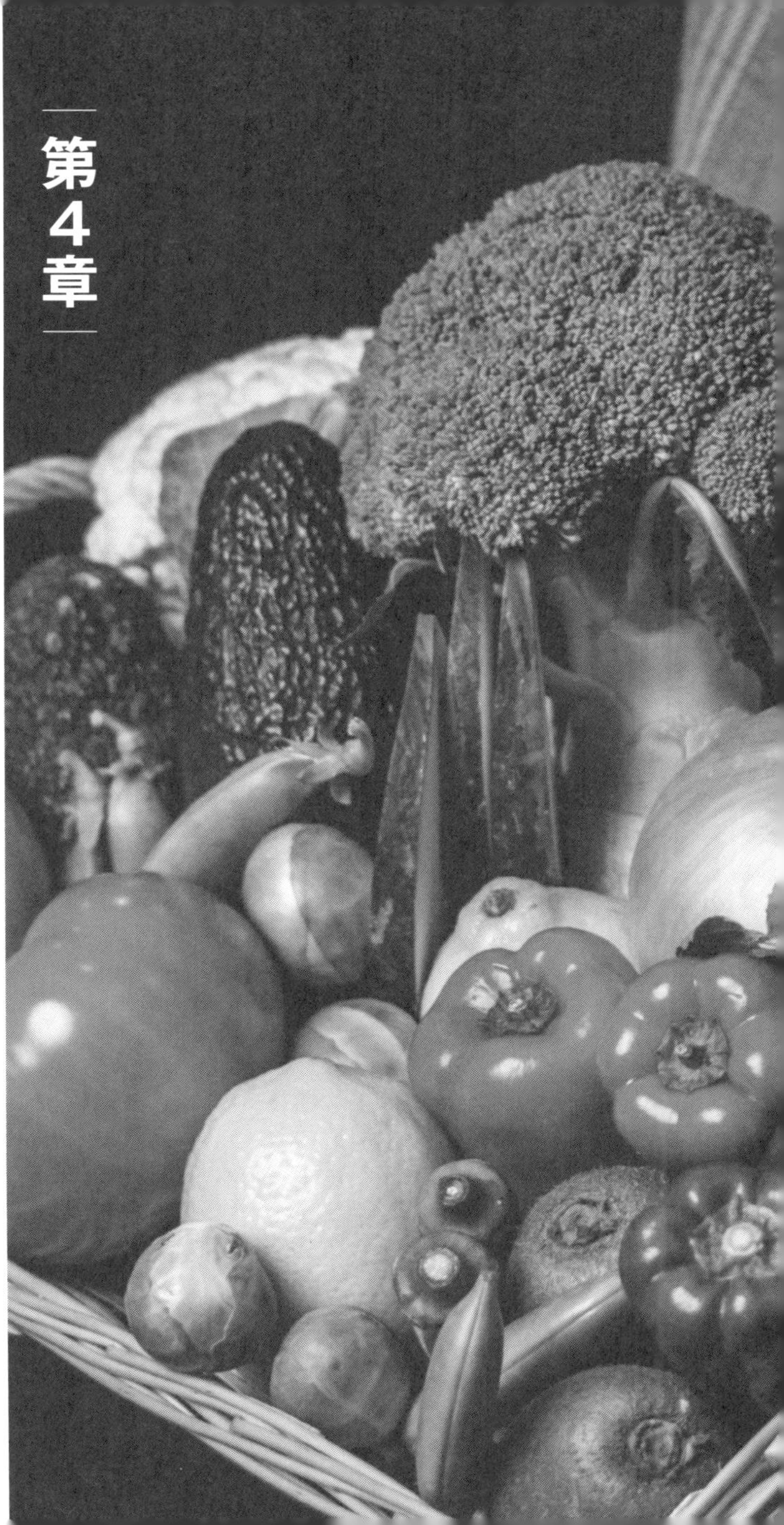

体質改善をサポートする「ミニ断食」

私たちは〝隠れ毒素〟に囲まれ摂取している

石川　本章では、24ページで紹介した「最高の食事と習慣の三大原則」の2つめ「農薬や添加物、重金属を排除し、体から毒素を排出する」ことについて紹介します。私たちは日々、〝隠れ毒素〟の危機に直面しています。これは私たちが普通に日常生活を送るなかで自然と摂取している毒素のこと。野菜に残っている農薬や、食品添加物、水銀、環境毒素などが〝隠れ毒素〟です。なんだか元気が出ない。朝起きても疲れが抜けず、エネルギーが湧いてこない。仕事や勉強に集中できず、イライラしたり、対人恐怖症になったり……。こんな体の不調を訴える人が増えています。現代病ともいえるこれらの症状の大きな原因のひとつが、体に溜まった〝隠れ毒素〟の存在だと考えられています。

体と心の調子を整え、自分のパフォーマンスを最大化するには、これまでお伝えした食事術を実践することに加えて、毒素を抜くこと（デトックス）が必要なのです。

ジョーンズ　私たちが生きているこの時代は、何百、何千もの新しい毒素や化学物質に溢れています。現在、多くの汚染物質が大気中に存在し、食品には有害物質が含まれ、私たちは日々、それを摂取しています。これらの毒素や化学物質が、私たちの日々の活力を奪い、健康を害するあらゆる不調や病気の根源となりうることが明らかになってきました。

現代人が直面する環境毒素という問題

石川　世の中には、多くのタイプの毒素が存在します。細菌も同じですね。

ジョーンズ　はい。細菌は古くから人間の体に問題を起こしてきました。しかし今、注目しなければならないのが「環境毒素」の存在です。例えば水銀、鉛、カドミウムなどの重金属が体内に入って蓄積されると多くのトラブルを生じます。

大気中にはこうした重金属と汚染物質が含まれています。これは石炭を燃やすときに出るチリによるもので、インドや中国、ブラジルのほか、多くの国々から発生し、地球環境を汚染して毒素を増加させているのです。

石川　水銀は身の回りにある毒素のひとつですね。代表的なのは魚に含まれる水銀でしょう。特に日本人のように魚を多く食べる国では注意が必要です。

水銀濃度が比較的高い水産物

厚生労働省「魚介類・鯨類の水銀についてのQ&A」をもとに作成

マグロ類	クロマグロ（本マグロ）・ミナミマグロ（インドマグロ） メバチ（メバチマグロ）・クロカジキ・メカジキ・マカジキなど
サメ類	ヨシキリザメ・ドチザメなど
深海魚類	キンメダイ・ムツ・ウスメバル・ユメカサゴ・メヌケなど
鯨類	バンドウイルカ・コビレゴンドウ・マッコウクジラ ツチクジラ・イシイルカなど

※サバ、サンマ、イワシなどは水銀濃度が低いため、かつ良いアブラであるオメガ3がたっぷりですから摂取を控える必要はありません

ジョーンズ　そうです。魚には健康的な生活に欠かせないオメガ3と栄養素があります。

一方で、産業活動の副産物として排出されるさまざまな汚染物質が海に流れ込み、水銀が魚に蓄積されます。水銀は体内で最も代謝が活発なところ、つまり脳、心臓、肝臓などと密接にかかわってきます。とりわけ妊婦さんが水銀に気をつけなければならないのは、代謝が活発な胎児に影響を与えかねないからです。

マグロやメカジキには、比較的高い濃度の水銀が蓄積されているので、摂取量に注意が必要です。上の表を参考に、水銀レベルが少ない魚を食べるようにし、できるだけ天然ものを選ぶことを心がけてください。

一日のうち〝16時間は胃に食べ物を入れない〟

石川　では、体内に溜まった毒素を排出するために効果的な「ミニ断食」をご紹介していきましょう。断食は「ファスティング」とも呼ばれ、皆さんもこうした名前はご存じだと思います。ただ、試したことのある人は少数かもしれません。ここで皆さんに実践していただきたい断食は、何日も食事を抜く必要はありません。だから「ミニ」なのです。

体が本来持っている毒素と戦う機能は胃腸に消化するものがないときにだけ働くため、体に栄養を摂取するのを一定時間内に制限し、空腹の時間帯を十分に確保すればいいのです。これも、私たちが提唱する食事術の大事な要素です。

ジョーンズ　では具体的なやり方を説明しましょう。一日（24時間）に取る食事を「8時間の範囲」に収め、それ以外の16時間は水分以外は何も摂取しないようにします。「夕食から朝食までの間を16時間空ける」と言えばイメージしやすいかもしれません。ただ、必ずしも夕食から朝食の間である必要はなく、次のページの図のように、一日のうち〝16時間は胃に食べ物を入れない〟ことが重要です。

石川　断食といっても一日に必要なエネルギーはしっかりと確保していいので、耐えられ

ミニ断食の食事時間の例

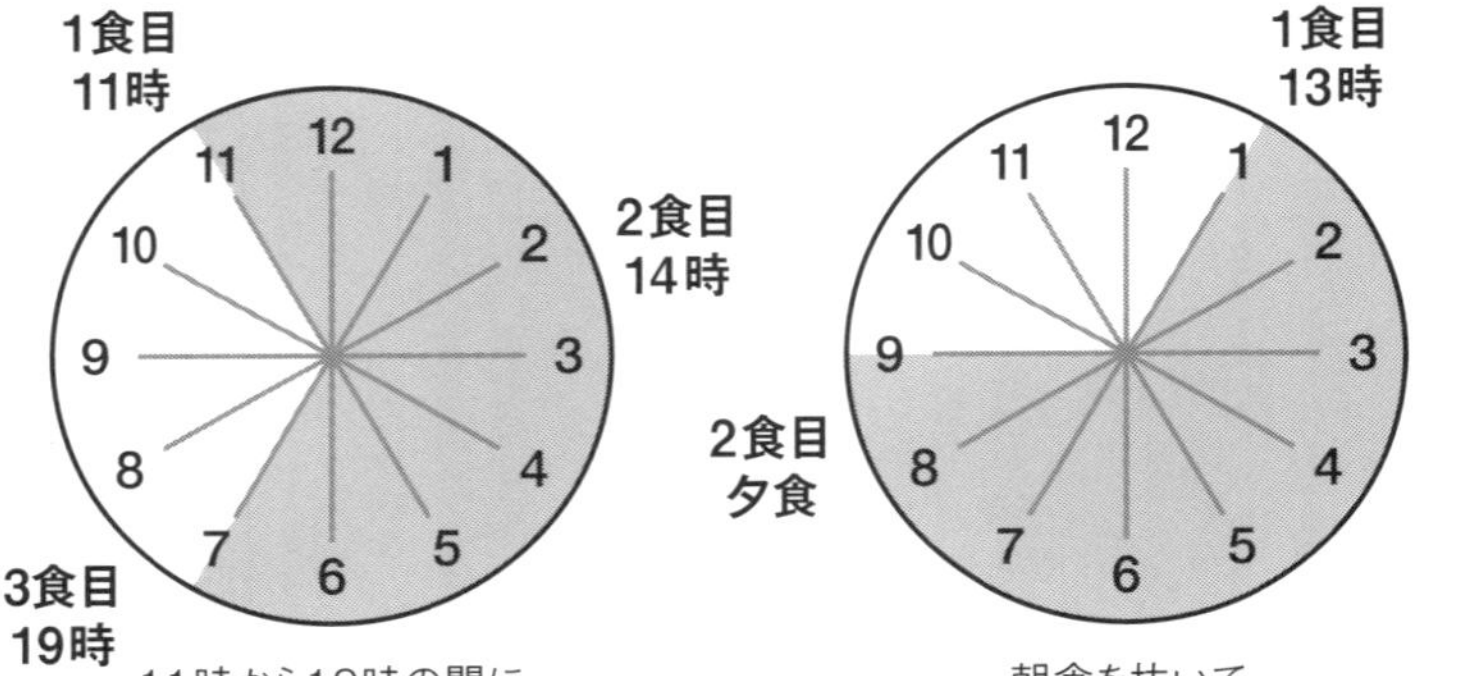

11時から19時の間に
3食取る

朝食を抜いて
1食目が13時なら夕食は21時までに

ないほどの空腹感に苛まれることもなく、効果を得ることができます。仕事や学校などの日常生活は普段どおりにできますので、ライフスタイルを大きく変化させる必要もありません。もちろん、筋力など体力の低下を伴うこともありません。

ミニ断食により十分に毒素を排出することができます。体内の炎症が治まったり、弱った脳機能が回復したり、環境毒素の影響を軽減するなど、たくさんのメリットが得られるのです。

ミニ断食の三大メリット

石川 ミニ断食が体と脳に良い影響を与える理由は、主に3つあります。それぞれ、詳しく見ていきましょう。

メリット① 毒素を排出するとともに、ファットバーニング体質への変化を促進する

石川 体が本来持っている毒素と戦う力は、食べたものを消化しているときには働きません。消化するのは体にとって非常に負担となるので、胃腸はそのことだけに専念します。デトックスは空腹のときに力を発揮するのです。このデトックスの力こそが、細菌が発生させる毒素と戦い、それらを体外に排出してくれるカギとなるのです。

ところが現代人のデトックス能力は落ちています。その最大の原因は、飽食の時代にあって、常におなかに何かが入っているのが常態化してしまったからなんですね。

ジョーンズ 現代人が「エネルギーを糖質から得る体」、すなわち「シュガーバーニング」になってしまったのも、これまで述べてきたように糖質の摂りすぎが原因であり、絶えず食べ物が手に入り、口にしてしまうという環境のせいでもあります。常に糖質が体内

に溜まっている状態で、脂質を燃やすタイミングを失ってしまい、ついには体が脂質を燃やすことを忘れてしまっているのです。

ミニ断食を行って胃腸から糖質が完全になくなる時間帯を設けることで、デトックスだけでなく、私たちが目指す人間本来の「脂質を燃やす」ファットバーニングの状態を取り戻せるのです。

メリット② 血糖値のバランスを保ち、インスリンの反応力を向上させる

ジョーンズ 第1章で説明したとおり、人間の体に入った糖質は分解されてグルコース（ブドウ糖）になり、それをインスリンが体の隅々の細胞に取り込ませるのですが、現代人は糖質を過剰に摂取しているため、糖質過多になった細胞はグルコースを細胞内に取り込めなくなってきます。すると細胞内に取り込みきれないグルコースが血液中に増えたままの状態になってしまい、肥満や糖尿病、体内での慢性炎症の増悪につながってしまうのです。

石川 しかし、ミニ断食の間は糖質をはじめとした栄養が体内に入ってこないので、全身の細胞はグルコースの到着を待ち望むようになり、余計なグルコースが体内に溢れること

はなくなります。この結果、血糖値も適正になって、糖質過多によって引き起こされる体調の不具合がなくなる、というわけですね。

メリット③　食欲を抑えるホルモンをコントロールすることで満腹感に敏感になる

ジョーンズ　食欲には2つのホルモンが関係していて、胃から分泌されるホルモン「グレリン」は食欲を増進し、脂肪細胞から分泌されるホルモン「レプチン」は食欲を抑制します。ところが、体内に糖質が多くなりすぎると、食欲を抑制するレプチンの働きが抑えられ、いくら食べても満腹感を得にくくなってしまうのです。これが、前述した「レプチン抵抗性」です。現代人に多いダラダラ食べの原因です。

ミニ断食で16時間の糖質抜きを行うことで、レプチンの働きが阻害されなくなり、きちんと満腹感を感じる体に戻すことができます。

まず一食を抜くことからスタート

石川　ミニ断食は、それぞれのライフスタイルに合わせて行ってください。最も効果があるのは夕食を抜くことですが、なかなか難しいと思います。私の場合、どうしても夜は会食が入ることが多いため、夕食後から朝食（私の場合はブランチですが）までの時間を16時間空けるようにしています。

具体的には、午前中の11時に軽いものを食べ、午後の2時か3時にナッツなどを取り、そして18～19時に会食というパターンです。それ以外の時間帯は、水やお茶などの水分以外は摂取しません。会食がなかったり、睡眠不足のときは夕食を抜くこともあります。その場合は、翌朝の朝食で新鮮な野菜に良質なオイルを加えたスムージーなどを飲んで調整しています。

ジョーンズ　日中に働いている一般的なビジネスパーソンがミニ断食をする場合は、朝食を抜くのが現実的でしょうね。初めのうちは、朝に水やお茶だけではつらいかもしれないので、84ページで紹介した「スーパーヒューマンティーかコーヒー」を飲めば腹持ちがいいですし、生野菜ジュースなどを飲んで、慣れてきたら完全に16時間空けるようにしてください。

石川　あまり自分に厳しくする必要はありません。社会人ですから、たまには遅くまで付き合いで飲んでしまい、8時間の範囲を超えて飲食してしまうこともあると思います。

そんなときは翌日たっぷりと胃を休めるなどして、自分なりに帳尻を合わせればいいのです。最初から完璧を求めると、結果的に続かなくなってしまうので、そのあたりは臨機応変に調整しましょう。

ジョーンズ　そう、大切なのはおなかに何も入っていない時間をつくること。いきなり16時間が難しければ、最初は一食を抜くだけでもかまいません。例えば昼食後に眠くなることが常態化しているようなら、お昼を抜くことからスタートしましょう。「ベイビーステップ」でいいのです。

朝8時頃に朝食を取り、昼食を抜いて18〜19時に夕食を取れば、日中は10時間、夜間は13時間の「断食」ができます。これまで、絶えずおなかに何か（主に糖質）が入っていた状態と比べれば、スタートとしては十分です。一食を抜くだけでも、体内の毒素を抜く効果はあります。昼食を抜くと決めたら、それを最低でも1週間は続けます。そうすると午後の体調の変化に気づくはずですよ。

ミニ断食中の食事の注意点

ジョーンズ　ミニ断食中の食事内容は、糖質を控えるようにすることは言うまでもありません。必要なエネルギーの2～3割は「良いアブラ」にしましょう。例えば、昼食にサラダを食べるとします。野菜中心に100ｇ。そこにココナッツオイルかオリーブオイルを20ｇとナッツ約20ｇ（商品にもよりますが約60～70％は脂質なので、20ｇと計算）を加えます。野菜100ｇ：良いアブラ40ｇの比率を意識するといいでしょう。

野菜とタンパク質、そして「良いアブラ」を摂ることを意識していれば、基本的には自分の好きなものを食べて問題ありません。ただし、摂取するアブラが1種類に偏らないように注意する必要があります。人間の体内では作ることができない必須脂肪酸のオメガ3とオメガ6から2～3種類を選び、バランスよく摂取しましょう。

アマニ油（オメガ3）、ヘンプシードオイル（オメガ3）、チアシード（オメガ3）、ゴマ油（オメガ6）やグレープシードオイル（オメガ6）などです。現代はオメガ3のオイルを摂取する機会が少なく、不足しがちなので意識して摂取するようにしてください。

また、必須脂肪酸ではありませんが、オリーブオイルをはじめとしたオメガ9や、グラスフェッドバターやココナッツオイルなどの飽和脂肪酸も補います。肉や魚、果物や野菜にもアブラは含まれていますので、糖質を避けること以外は、できるだけバラエティに富んだ食品を食べるようにしてください。果物ではアボカド、野菜ではピーマンや枝豆が、特に栄養価の高いアブラを含んでいます。

石川　ミニ断食中に米や小麦などの炭水化物を摂らないで体がもつのか？と心配になる人もいると思います。しかし、野菜や果物にも炭水化物は含まれているのです（肉や魚にも少量ですが含まれています）。

例えば、キウイフルーツには、100gあたり約14g、ニンジンにも100gあたり約9gの炭水化物が含まれています。第1章で説明しましたが、もともと狩猟採集で生きてきた人類は、野菜や果物、肉や魚からの少量の炭水化物だけで十分に健康的な生活を送れるのです。ですから、米や小麦を食べないで大丈夫なのかと心配する必要はありません。

ジョーンズ　逆に、水は意識して飲むようにしてください。ミニ断食の期間中、いつ飲んでもかまいません。一日に2〜2・5ℓは飲むようにしてほしいですし、お茶や紅茶で水分を摂取するのでも大丈夫です。

ただし、コーヒーは利尿作用が強いため、できれば避けてください。飲んだとしても、同じ量が尿として体外に排出されるため、プラスマイナスゼロであり、水分量にカウントすることはできません。

水の代わりに清涼飲料水や野菜ジュースを飲むのもNGです。清涼飲料水は糖分が多いから避けて、一方で野菜ジュースは問題ないと思っている人が多いと思います。しかし、糖分を大量に含んだ野菜ジュースもあるために注意が必要です（成分表示を必ずチェックしましょう！）。

石川　また、ミニ断食の期間中は、いつにも増して「良い食材」を摂取したいので、外食が多くなりがちなビジネスパーソンの場合はお店選びが重要となります。真っ先に避けるべきは、悪いアブラを使っている店。揚げ物中心のメニューだと最悪なのは、もはや言うまでもありませんね。繰り返しになりますが、食事の環境を変えることは大切です。今では健康的な食材を使っている店を、インターネットで簡単に見つけることができます。「ヘルシー」「サラダ」「オーガニック」などのキーワードで検索して、自宅や職場の近くにあるお店を探してみてください。

生活を変えれば、付き合う人も自然に変わります。健康的な生活を送れば、周りにも同じ嗜好の人が集まります。たまには従来の仲間と一緒にラーメンを食べてもいいと思いますが、それがずるずる続くようなことはできるだけ避けるようにしましょう。

自分の体に合わない食べ物を見つけられる

石川　自分の体質や、食事による体調の変化を知りたい場合、ミニ断食の期間中に「チャレンジテスト」を行うことをおすすめします。ミニ断食は、始めたら3週間は続けてください。そのなかで、「最初の1週間はグルテンを抜く、次の1週間は元に戻す」ようにすることで、体調の変化が見えてきます（※「グルテンフリー」については194ページを参照）。

ジョーンズ　これはアレルギーの有無を調べるための方法でもあるので、ご存じの方もいると思います。グルテンや乳製品、卵などの食材を別々に断つことで体調がどのように変化したのかを感じ、アレルギー以外でも体調不良の原因となっていた食材を突き止めることができます。

例えば、体が軽くなったと感じるようになったり、体の痒みがなくなったり、動悸を感じなくなったり、おなかの調子が良くなったり、といった変化を感じられるでしょう。

石川　ちなみに、私は今までラム肉を食べた後はいつも違和感がありました。しかし、自分がラム肉にアレルギーがある可能性など考えたことがなかったので、ラム肉をいただく機会があるときは気にせず食べていました。ところが、つい最近行った遺伝子検査で、豚肉やラム肉にかなり強いアレルギー反応のあることが判明したのです。この経験からもやはり体は嘘をつかないということがわかりました。チャレンジテストをすれば、同じように不調の原因が見つかるかもしれません。

断食で成長ホルモンが増加する

石川　断食と成長ホルモンの関係についても、ぜひ知っておいていただきたいと思います。

ジョーンズ　多くの人たちは私に向かってこう言います。「なんでそんなに若く見えるの？　肌なんて赤ちゃんみたいじゃないか！」。医師になって十数年たち、これまで世界中の人々に食事と健康の指導をし、ビジネスをしてきました。でも、今も私は変わらず健康ですし、自分で言うのもなんですが……見た目も若々しいです（笑）。

私が行っていることのひとつは、アンチエイジングのために体内の成長ホルモンを高レベルに保つことです。皆さんの体内にも、もちろん成長ホルモンは存在します。ただ成長ホルモンは加齢とともに減少します。成長ホルモンの量が少なくなるほど活力は落ちますし、老化の進行が早まります。私たちがいつまでも若々しくいるためには、私と同じ40代や50代以上の方がそう望むなら、いかに成長ホルモン量を高いレベルで維持するかが大切です。

ここでもうひとつ、テストステロンというホルモンがあります。これは人間の体内で分泌されるステロイドホルモンのひとつで、筋力アップや認知機能を活性化するなど、健康な体を維持するために重要な役割を果たしています。テストステロンは「男性ホルモン」ですが、女性にもテストステロンはあり、重要な役割を果たすことがわかってくると、成長ホルモンの大切さを理解するようになりました。

石川 アンチエイジングや肌をきれいに保つこと、血色をよくすることに興味があればなおさらですね。

ジョーンズ はい。私のクライアントでハリウッドの人はほとんどが女性で、私の指導をとても気に入ってくれています。なぜなら、彼女たちはこれまで再生医薬品を使ったり、肌の調子をよくするためにいろんなことを試したにもかかわらず、さっぱり改善しなかっ

ファスティングが24時間で成長ホルモンレベルに与える影響

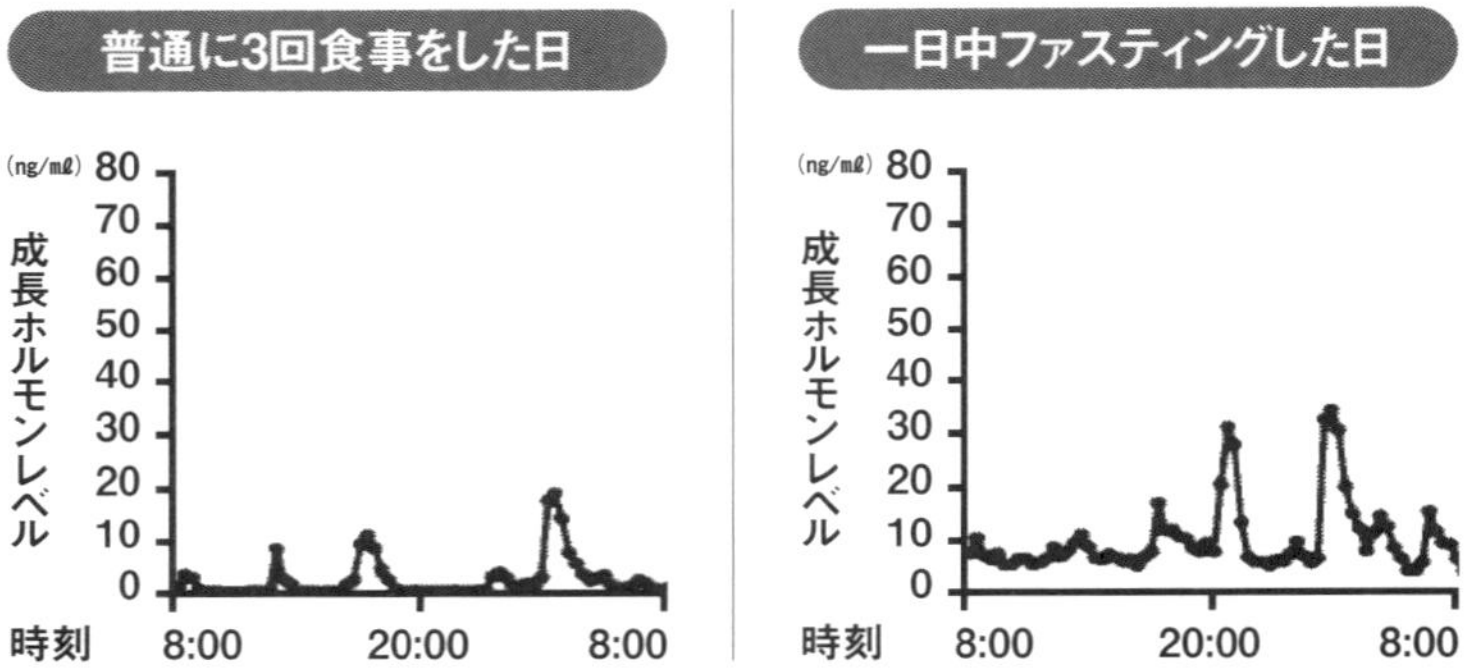

出典:『The Journal of Clinical Investigation』誌のグラフをもとにもとに作成

たからです。

また、成長ホルモンとテストステロンのメリットのひとつに記憶力の向上があります。あなたの記憶力と思考が高いレベルで機能するようになり、毎日をポジティブに過ごせるようになります。

ジョーンズ　ところで、上のグラフはミニ断食ではなく断食（ファスティング）の例で、ファスティングした際に成長ホルモンの量がどうなるのかを示したものです。左側のグラフが通常どおり食事をしたときです。そして右側のグラフはファスティングをしたときのものです。

普通に食事をした日のグラフを見てください。朝食から夕食まで3回食事を取っている間は、成長ホルモンが分泌される量はわずかです。睡眠中の24時あたりから分泌が亢進しますが、それでも成長ホルモンのレベルは20ng／mℓ程度。このように、通常、成人の一日を通した成長ホルモンの分泌レベルは低いままです。

さて、一方のファスティングをした場合はどうなっているのでしょうか？　グラフを見ると、ファスティングをしているときは一日中、10ng／mℓ程度の成長ホルモンが分泌され続けます。さらに20時頃と24時～25時頃には分泌レベルが30ng／mℓ以上に達しています。

このように、一日の成長ホルモンの分泌量はまったく違うことがわかります。

断食によって、成長ホルモンの分泌量はこれだけ増加するのです。デトックス効果だけでなく、こうした効果を期待できる断食を、ぜひ皆さんも試してみてください。

グルテンフリーはパフォーマンスにどう影響するのか？

こんな人はグルテンフリーを実践すべき

石川　本書を手に取られた方なら、「グルテンフリー」はご存じですよね？　文字どおり、「グルテンを含まない」という意味です。プロテニスプレーヤーのノバク・ジョコビッチ選手がグルテンフリーの食事にしたことで体調を改善し、世界ランキング1位になったことで広く知られるようになりました。

グルテンを多く含む食品といえばパン、パスタ、ピザ、ラーメン、うどん、お好み焼き、餃子、ケーキ、焼き菓子などが挙げられます。グルテンは弾力性や粘着性があるため、これらの食品の製造には必要不可欠な成分です。グルテンを含む穀物や食品は、現代の食生活でかなりのウェートを占めています。

健康に対する意識が高まるなか、最近では、グルテンフリーの商品をスーパーなどでも見かけるようになりました。ただ、グルテンはすべての人の健康に問題があるのか、あるいは特定の症状のある人だけに問題があるのかについてはよく議論になりますね。

ジョーンズ はい。グルテンは、小麦、大麦、ライ麦、ライ小麦（小麦とライ麦のミックス）に含まれるさまざまな種類のタンパク質を指す総称です。では、どんな人がグルテンフリーを実践すべきなのか？

まず、セリアック病（グルテン過敏症）やグルテン不耐症の方はグルテンを避けなければいけません。セリアック病とは、グルテンが体内に入ると免疫反応が働き、小腸を傷つけてしまうという自己免疫疾患です。遺伝的要因と環境的要因の両方によって引き起こされます。慢性的な下痢や便秘、膨満感と腹痛、体重減少や貧血、骨粗しょう症、皮膚炎などさまざまです。

そして、グルテン不耐症とは、グルテンを分解・消化する酵素が不足していることで慢性的な不調が表れることです。症状はセリアック病に似ていますが、「なんとなく調子が悪い」原因がグルテンによるものだと気づく人はほとんどいないため、グルテンフリーにしてみて初めて「小麦に弱い体質だったんだ」と気づくことがあります。ほかに小麦アレルギーの方は、当然避けなければいけませんね。グルテンに対して過剰な免疫反応を起こしてしまうもので、子供に多いとされていますが、大人にもいます。

石川　さまざまな研究によって、グルテンフリーがこうした症状の改善に役立つことが示されていますね。

ジョーンズ　橋本病（慢性甲状腺炎）、1型糖尿病、バセドウ病、関節リウマチなどの自己免疫疾患と呼ばれる病気は、グルテンが引き起こす、または悪化させるとされています。これはグルテンの構造と他の組織の構造に似通った部位があるために、小麦のグルテンに対する抗体が誤って攻撃してしまうためです。同じようなことは、乳製品でも起こりえます。

また、グルテンフリーの食事は、線維筋痛症、子宮内膜症、統合失調症などの症状のある人々にも効果があると報告されています。イギリスのバーネットおよびチェイスファーム病院NHSトラストの研究によると、重度の痛みを伴う子宮内膜症の患者207人がグルテンフリーの食事療法に参加し、12か月後には75％にあたる156人の患者の症状が軽減したと報告されています。こうしたことから、昨今はグルテンフリーが推奨されています。

グルテンフリーで不健康な糖質と脂肪をカット

ジョーンズ　自己免疫系の疾患がない人でも、グルテンフリーの食事で体調や気分が改善する理由はいくつかあります。まず、グルテンを回避するということは、ファストフード、焼き菓子、砂糖の入ったシリアルなど加工食品を避けることになるからです。これらの食品にはグルテンだけでなく、多くは高カロリーで糖分や不健康な脂肪が含まれていますからね。

石川　グルテンフリーにしたことで、多くの人は体重が減り、疲労感が改善して関節痛などが軽減したと言います。それは、こうした不健康な食品を除外したことによるものとも考えられます。

例えば、精製された炭水化物と糖分の多い食事は、体重増加、疲労、関節痛、気分の落ち込み、消化器系の不調といった症状に関連しています。

ジョーンズ　そうです。さらに、ＦＯＤＭＡＰ（膨満感やガスの発生など消化器系の問題を引き起こす糖質の総称）などの摂取量を減らすことにもつながり、消化器症状が改善する場合があります。グルテンフリー食事法による症状の改善は、グルテン過敏に対してのグルテン除去の直接効果だけでなく、健康的な食事を選択することでライフスタイルの改善に寄与した可能性があります。

グルテンフリーは安全なのか？

ジョーンズ　小麦などのグルテン含有穀物や製品を食事から取り除いても、栄養価の高い食品に置き換えられている限り、健康への悪影響はありません。ビタミンB群、食物繊維、亜鉛、鉄分、カリウムなど穀物に含まれるすべての栄養素は、野菜、果物、健康的な脂肪、栄養価の高いタンパク質源からなるバランスのとれたオーガニックベースの食事をすることで、簡単に補えますからね。

実際、マリア・ルター病院のエイミー・L・ジョーンズ氏の研究では、アメリカ人の65%が「グルテンフリー食品のほうが健康である」と信じており、27%が減量を促進するために食べることを選択しているそうです。

石川　注意していただきたいのは、グルテンフリー食品は、それらを必要とする人々にとって有益であることは証明されていますが、グルテンを含む食品より「健康的である」ということではありません。グルテンフリー食品が一般的になったとお話ししましたが、グルテンフリーとはいえ、クッキーやケーキなど何度も加工された食品はトランス脂肪酸を生成しているため、極力避けなければなりません。

ジョーンズ　繰り返しになりますが、グルテンは自己免疫、消化器、その他の健康状態に関係しています。疾患を抱える人はグルテンフリーにすべきですが、グルテンフリーの食事が本当に効果があるのかどうかは、まだ研究途上であり解明できていません。

最新の研究結果によると、グルテンフリーにすべきかどうかは、人それぞれの体質によって異なるということがわかってきました。とはいえ、先述したとおり、グルテンを回避しても健康上のリスクはありません。

慢性的な不調や、気分がすぐれないという状態が続いていれば、グルテンフリーを試してみてはいかがでしょうか？　グルテンフリーを3週間続けて、その後、またグルテンを摂取してみる。その際に体調や気分に変化があるか、日々のパフォーマンスに目を向けることで、あなたがグルテンを意識して回避すべきなのかどうかがわかるはずです。

デトックス生活に欠かせないポイント

活性炭は最強の毒素排出サプリ

石川　ここからは、「ミニ断食」のほかに、生活に取り入れたいデトックス法を紹介していきます。まずはサプリメントです。ミニ断食と発汗は、人間が本来持っている自然の力を取り戻すための方法ですが、人為的にデトックスしたいときもあります。私の場合、ビジネス上の付き合いでお寿司屋さんに行った後などがその典型です。

「環境毒素」の項でもお伝えしましたが、私たちが口にするほとんどの魚には水銀が含まれていて、食物連鎖の上位に位置するマグロなど人気のネタになればなるほど、水銀などの有害物質を多く含んでいます。そのため、魚を食べた後には、できるだけ早く毒素を排出する必要があるのです。

そんなときに私が頼りにしているのが、活性炭（Activated Charcoal）のサプリです。活性炭は、その重さの1000倍にあたる有害物質を吸着するため、体内の毒素を排出する効果が非常に高いとされています。魚だけでなく、ファストフードやコンビニ食など、やむを得ず食べる機会はあると思いますので、そんなときはすぐに活性炭サプリを摂取することをおすすめします。これは私が摂取しているもののうちナンバーワンのデトックスサプリです。

ジョーンズ　注意すべき点は、活性炭サプリを摂取したら、12時間は水分以外、何も口にしないということです。ミニ断食で説明したように、デトックスは胃腸に消化すべきものがなくなってから始まります。毒素の吸着と排出効果を最大限に活用するため、活性炭サプリが働く時間をしっかり確保してください。

２つめの注意点は、活性炭サプリと一緒にほかのサプリを摂取しないこと。特定の栄養素が凝縮されているサプリは、たとえ体に良いものだとしても異物として認識され、毒素と一緒に排出されるからです。

そして３つめは、毎日飲むのを避けること。必要な栄養素まで吸着してしまうので栄養素不足になってしまうためです。活性炭サプリに限らず、同じサプリを毎日摂取すると体が慣れて効果が薄れてしまいます。１日おきや、３日飲んで４日飲まない、といった間隔を意識して設けてください。

石川　私の場合は、良い食事を続けている場合でも、２週間から４週間に一回の割合で活性炭サプリを飲むようにしています。たとえ健康的な食事を続けていても、周囲の環境から毒素が体内に入っていますからね。

ジョーンズ　体内の重金属の数値が高い人は3日に一回ほどのペースで定期的に飲んだほうがいいでしょう。重金属の数値は病院で測定できますので、原因不明の不調が続くようなら、一度病院で検査してもらってください。知らないうちに、体内に蓄積されている重金属の量に驚くかもしれません。

石川　この活性炭サプリは、現在アメリカ西海岸を中心に大ブームとなっていて、多くのメーカーが発売していますが、私は日本でも手に入れやすい「ｉＨｅｒｂ」の製品をおすすめしています。１９９６年に創業されたｉＨｅｒｂは、自然製品分野で世界ナンバーワンともいえるリーディングカンパニーで、活性炭サプリだけでなく多くの優れたサプリメントをリーズナブルに提供しています。世界中に展開しており、サイトは日本語でも表示されるため、一般的な通販と同じ感覚で注文することができますよ。

せっかくなので、もうひとつ、私が愛用しているサプリをご紹介します。「グリーンバイブランス」という、簡単にいえば青汁をさらにパワーアップさせたようなもので、ビタミン全種や鉄分など体に良い成分がふんだんに入っています。プロバイオティクス効果で腸の働きがよくなるため、デトックス効果もありますし、食事のバランスが悪いときに飲むと、足りない栄養素を補充することができます。

もちろん、これも毎日飲んだら体が慣れて効果が薄れるため、1日おきか、3日飲んだら4日休むといったペースで飲むといいでしょう。私の場合は、食事のバランスが悪くなったときや、風邪のひきはじめに飲むと効果抜群で、症状が重くならずに回復します。私の会社のスタッフにもアドバイスしたところ、同様の効果がありました。

ビタミンA、ビタミンD、ビタミンE、ヨウ素、クロムは、1回分で1日分以上の量を摂取することができます。またそれ以外にもセレンが84％、ビタミンB_{12}が83％、ビタミンCが56％、ビタミンKが39％と、各種ビタミンとミネラルを簡単に摂れる優れものです。もちろんグルテンフリー（グルテンを含まない）で、遺伝子組み換え食品もいっさい使われていません。水に溶かしたりスムージーなどに混ぜて飲むといいでしょう。ただし、正直言って美味しくはありません。グリーンバイブランスに関しては「良薬口に苦し」ということわざがぴったりです。

ｉＨｅｒｂのサイトでは、ほかにもいろんな栄養補助食品が販売されています。基本的に多くの商品が、ＵＳＤＡオーガニックマーク（米国農務省におけるオーガニック原料が使われている食品の認証）取得済みで、遺伝子組み換えでない食品から作られています。健康や美容に気を使っている人なら興味を持つ商品がたくさんあるはずです。プロテインなども、一般に売られているものはかなり糖分が入っていますが、iHerbでは少量のものもあるので、この点からもおすすめです。

あとで紹介する睡眠の質を上げるメラトニン（睡眠ホルモンの一種）など日本国内では買えない製品も、iHerbで購入できますよ。

体温を高く維持して発汗を促す

石川　さて次は「体温を高く維持して発汗を促す」デトックス法です。「発汗」することで体温の上昇という効果が期待できます。

日本人の平均体温は36・89度。日本人全体の約7割は36・6度から37・2度の間に入っているとされていますが（田坂定孝ほか、健常日本人腋窩温の統計値について、日新医学より）、今は平均が36度以下という低体温の人が増えているのだそうです。

ジョーンズ　高齢になると平熱が下がるのは普通のことですが、若い人の低体温が増えているのが最近の特徴です。低体温を放置すると体調不良やさまざまな病気の原因になると言われています。それは、私たちの体をウイルスや細菌から守る免疫細胞が、体温が低いと働きにくくなるからです。結果的に、毒素が体内に長期間留まり、不調の原因となってしまうのです。

免疫機能を持った白血球は血液中に存在しています。白血球はウイルスや細菌だけでなく、がん細胞が体内にできると、その免疫細胞が正常に働けば、がん細胞を死滅させてくれます。がん細胞は健康な人でも毎日約5000個は発生するといわれていますが、免疫細胞によってがんが発症することはありません。しかし、その一つでも免疫という監視システムをかいくぐって生き残ると、1個が2個、2個が4個、4個が8個と倍々ゲームのように増えていき、やがてはがんに姿を変えてしまうのです。

そんな大切な白血球は、血液が体の隅々の細胞にまで行きわたることで、全身の異物をパトロールしているのですが、体温が低いと血液の流れが阻害され、体内に異物を発見しても白血球がすばやく集まらなくなり、ウイルスや細菌に負けて発病しやすくなってしまうのです。

石川 ですから体温を高くし、体内代謝をよりよくして免疫力を上げる。これによって健康な体を維持することでパフォーマンスが上がり、風邪をひいて体調を崩す日も減りますのでビジネスにおいても結果を出せる可能性が上がる、ということですね。

ジョーンズ　ほかにも多くのリスクを回避することができます。機能としては次のような効果が期待できます。

●基礎代謝が上がることで、太りにくい体になる
●ストレスに強く、病気になりにくい健康な体になる
●細胞レベルから若々しく、アンチエイジングにつながる
●エネルギーを消費しやすい体になり、内臓脂肪の解消につながる
●血液量が増え、細胞に十分な酸素と栄養が供給される
●脳の血行がよくなり、記憶力低下や認知症の予防につながる

適度な運動で体温をアップする

石川　本当に多くの効果がありますね。体温を上げるために効果的な方法はいくつかあると思いますが、やはりキーワードは「発汗」ということになりますね。発汗そのものにも毒素を出すという効果がありますが、発汗するために行う運動も、体温を上げることにつながります。

私が行っている運動は、週に4回のランニング（またはサッカーかフットサル）と筋トレです。ランニングは一回あたり15分から30分を週に2回、筋トレも週に2回行っています。ランニングと筋トレは、別々の日に行うことが多いです。走ることの主な目的は汗をかくこと。体温が上がると汗をかきます。運動することで結果的に体力もつきますし、集中力や生産性も上がりアイデアも出るようになります。やはり適度な運動を行うことは体にとってメリットしかありません。

現代人に多い低体温は、筋肉量の低下が原因のひとつと言われています。筋肉は人体において最大の熱産生器官ですから、筋肉が少なくなると体温も下がるのです。そのため、低体温の改善には筋トレが有効です。特に多くの筋肉が集まっているふくらはぎや太もも、腰の筋肉を一度に鍛えることができるスクワットがおすすめです。負荷をかけすぎる必要はありません。軽く10回続けられるくらいの負荷で、10回×3セットを続ければ十分でしょう。くれぐれも無理はしないでくださいね。

ジョーンズ　運動を始めるにあたって最大の障害は、おそらくモチベーションの維持だと思います。続けるためには、何らかの仕組みづくりが必要です。有効な方法のひとつは、仲間を募って「やらざるを得ない状況」にすることです。

石川　その場合、できれば2人ではなく3人のチームをつくってください。2人だと、どちらかがやる気を失ったとき、もうひとりも簡単に引きずられて「じゃあ私も今日はやめよう」となってしまいがち。しかし、3人だと、残り2人も「やめる」とはなりにくい。私はこれを「3のラッキーナンバー」と呼んでいます。

もし、仲間が見つからない場合は、ランニングウォッチを買うのもひとつの方法だと思います。アプリを使えば走っているときの心拍数、カロリー消費量も確認でき、数値化されることでモチベーションアップにつながります。私はアップルウォッチを購入して以降、それまで以上にランニングが楽しくなり、具体的な数値を確認できるので、走りたいという気持ちが強くなりました。モチベーションにとって「見える化」はとても大切ですね。

サウナもデトックスに効果あり

石川　サウナも毒素を排出し、体温を上げるためにとても有効な方法のひとつです。サウナにもいろいろありますが、解毒という観点では、特に遠赤外線サウナがおすすめです。遠赤外線の波長には、体内の複数の経路を刺激する能力があります。これらの経路には、肝臓の解毒代謝経路、腎臓の濾過と排泄、および脂肪の分解が含まれます。また、病原菌を殺し、免疫システムを向上させてストレスを減らし、代謝を刺激して健康的な体重減少を促進する効果もあるのです。

ジョーンズ　サウナのメリットはデトックス以外にも数多くあります。東フィンランド大学が主導した研究では、中高年男性（42〜60歳）2315人を対象とした調査を実施し（追跡調査期間は21年間）、突然心臓死、冠状動脈性心臓病による死亡、心疾患による死亡など、これらの死亡リスクとサウナ入浴との関連性を詳しく調べました。その結果、突然心臓死リスクについては、サウナに行く頻度を週1回と申告したグループと、週2〜3回としたグループを比較した結果、頻度の多いグループは突然心臓死リスクが22％も低いことがわかりました。

さらに週に4~7回通っているグループは、週1回のグループより63%もリスクは低いことがわかりました。この結果を通して、ハーバード大学付属のブリガム・アンド・ウィメンズ病院の心臓病専門医であり、ハーバードハートレターの創設編集者であるトーマス・H・リー博士も「サウナの心血管への影響は十分に確認されている」と認めています。

東フィンランド大学による研究の前にも、さまざまな研究で定期的なサウナ入浴が高コレステロール、高血圧、糖尿病など心臓病の危険因子を抑える効果があることを示しています。心臓の病気リスクを下げ、心血管を強化し、筋力および持久トレーニングからの回復を早め、デトックス効果があり、そして長寿につながることが期待できるのです。

石川　私はビジネスで世界のあちこちを訪問し、日本全国で講演をしているので疲れを感じることもあります。ただ、本書の食事術を守っていること、そして毒素を効率的に排出する方法のひとつとしてサウナを利用していることもあり、「石川さんは本当に元気ですね」という言葉をいただきます。

実際、どんなにヘトヘトになっていても、これから伝える方法でサウナに入ると、睡眠の質も上がり、翌日も朝から最高の状態で一日をスタートすることができます。このやり方は、長年にわたって効果を実感しているので自信をもっておすすめできます。

最初に、しっかり発汗するまでサウナに入ります。室温の設定にもよりますが、６〜７分くらい。無理をしすぎてはいけませんが、早く出すぎてもいけません。サウナから出たら水風呂に入ります。最初の30秒は首まで浸かります。30秒経過したら、心臓から下の部分だけが浸かる状態にして３〜５分くらい入ります。心臓がバクバクするようなら、最初は全身を浸けるのはやめて下半身だけにしてください。以上をワンセットとして、水風呂から上がったら外で体を休ませ、再びサウナに入ります。これを２〜３セット繰り返すと、血行が良くなり、肌のキメが整っていく効果を感じられるでしょう。

サウナに入る際は、脱水症状に気をつけ、しっかり水分補給を行うこと。また、サウナを出たらミネラルや栄養素が多く含まれる食事やサプリメントを摂りましょう。葉野菜や緑黄色野菜、抗酸化物質を多く含むベリー系の果実をしっかり食べるなど、体の機能を整えることが必要です。

睡眠不足は万病のもと

石川　質の良い食事と同様に、睡眠は健康にとても重要です。そもそも睡眠は、私たちの人生のおよそ30%を占めるのですから。

ジョーンズ　睡眠状態の悪化とは、十分な睡眠時間をとれていなかったり、質の高い睡眠がとれていない状態です。国立睡眠財団（ＮＳＦ）が２０１５年に医学誌（ＪＮＳＦ）に公表したパネリストの研究報告によると、個人が健康を維持するための適切な睡眠時間は、若年層および成人では7～9時間ということでした。そのため、この程度の睡眠がとれていない場合、健康状態に大きな問題を引き起こす可能性が高くなります。

世界保健機関（ＷＨＯ）が夜勤をしている人を対象に調査した研究結果があります。夜勤が多い人は朝までずっと起きているため、慢性的に睡眠不足を抱えています。結果、女性は乳がん、子宮がん、男性は前立腺がんのリスクが増加するほか、糖尿病、心臓発作と脳梗塞、さらにアルツハイマーのリスクも増加することがわかりました。また、パフォーマンスやエネルギーも低下し、脳への影響も深刻です。不眠症やめまいなど神経系の症状を引き起こすこともわかりました。

これは睡眠不足などによって細胞内に毒素が蓄積してしまうことが原因です。ですから、私たちは細胞が適切にデトックスし、本来の働きをするように質の高い睡眠をとる必要があるのです。

石川　質の高い睡眠にはデトックス効果があるんですね。いくら食事を改善しても、睡眠が良い状態でなければ、本来得られるパフォーマンスを最大化することはできないというわけですね。

ジョーンズ　そうです。さらに、良い睡眠をとると記憶力がより高くなるというさまざまな研究結果もあります。特に、ハーバード大学が複数の大学と共同研究した内容では、学習直後に睡眠をとった人のほうが、記憶力が優れていることがわかりました。

また、睡眠に問題のある人は肥満になりやすいのです。糖質と炭水化物を多く摂取し、食欲を増進するグレリンというホルモンが過剰に分泌され、食べすぎてしまうからです。さらに免疫力が落ちて、ウイルスや細菌感染への抵抗が弱まってしまいます。

快眠に効果的な「GABA」

石川　脳の神経伝達物質として知られる「GABA」。チョコレートの商品名にもなっているぐらいですから、ご存じの方も多いでしょう。GABA（ガンマアミノ酪酸）は天然アミノ酸です。特定の脳信号を遮断または抑制し、神経系の活動を低下させるため、抑制性神経伝達物質と見なされています。ストレスを軽減したり、リラックス効果があるとされていますね。

ジョーンズ　そうです。ストレスを和らげて脳の興奮を鎮める効果があるとされる成分です。車のブレーキのような機能があり、必要に応じて脳の活動を減速、または停止させて脳の機能を向上させます。これによって不安の抑制、血圧の低下、睡眠の質の改善、といった効果があることも確認されています。

逆に言えば、ストレス過多だったり、睡眠不足が続くと体内で生成されるＧＡＢＡが減少し、脳はスピードを出し続けて過剰に刺激して、さらにストレス過多になったり、睡眠不足が進行してしまうのです。

こうした特性のおかげで、ＧＡＢＡは近年人気のサプリメントになっています。サプリメントを使用する場合、一般的に報告されている副作用には、胃のむかつき、眠気、頭痛などがあるので、気をつけたほうがいいでしょう。服用している医薬品があれば、医師に相談することも検討してください。

石川　では食事でＧＡＢＡを増やすにはどうしたらいいですか？

ジョーンズ　体内でＧＡＢＡを生産するためには、豊富な量のアミノ酸Ｌ－グルタミンが存在する必要があります。乳酸菌株などの健康な微生物は、アミノ酸Ｌ－グルタミンとグルタミン酸の代謝の副産物としてＧＡＢＡを自然に生成します。キムチや味噌、納豆、漬物などはＧＡＢＡを豊富に含んでいます。また、亜鉛、ビタミンB_6、タウリンなどの栄養素もＧＡＢＡの生成を助けるので、こうした栄養素を含む食品を意識して摂取するといいでしょう。

睡眠ホルモン「メラトニン」を増やす食材と習慣

石川　良い睡眠をとるには24時間周期のリズムを確立することが大切ですね。私も心がけているのですが、毎日同じ時間に就寝し、同じ時間に起きるということです。

ジョーンズ　私が学士号を修得したカナダのトレント大学は、睡眠の研究ではトップ機関のひとつです。ここで私は心理学の教授に師事しましたが、彼は生物学の博士号も持ち、睡眠について研究していました。その教授が教えてくれたのは、「人々が実践すべき最も大切なこと、それは毎日決まった時間に寝て、決まった時間に起きること」です。このリズムによって「深い眠り」ができて、体内組織や細胞の修復を促すのです。

石川　昼寝をとる習慣も効果がありますよね。

ジョーンズ　はい。昼寝をする人はより高いパフォーマンスを発揮できます。「パワーナップ」という言葉を提唱した、コーネル大学の社会心理学者ジェームス・マース教授が1998年に出版した著書『Power Sleep』で、深い眠りに落ちない10分から30分程度の昼寝を午後の早い時間にとることで、疲労回復や集中力、認知力向上の効果が得られると報告しました。

この研究以降、昼寝とパフォーマンスの関係について、多くの研究が行われています。アメリカの企業でも、積極的に昼寝を導入するなどの動きも見られ、社内に昼寝専用チェアを導入している企業も増えてきています。最近、ニューヨークに24時間営業の昼寝用クラブがオープンするなど、パフォーマンス向上に昼寝が欠かせないという認識は多くの企業に広まりつつあります。

石川　光も質の高い睡眠に大きな影響を及ぼしていますね。例えば夜間に浴びるブルーライト。ブルーライトは紫外線に近い太陽光と同じ性質のもので、パソコンやスマホ、ゲーム機などから放出され、身の回りにたくさんあります。

ジョーンズ　睡眠のことを考えれば、夜間にブルーライトを浴びるような習慣や環境は改善する必要があります。ブルーライトが視神経を通じて脳に届くと、脳はまだ昼間だと認識し、「メラトニン」の分泌が最大80％減少するからです。このメラトニンは脳下垂体から分泌される睡眠ホルモンで、深いデルタ波を伴う睡眠をとれるようにしてくれます。

夜間に十分なメラトニンが分泌されていないと深い睡眠をとることができず、体内の細胞組織や臓器のデトックスができません。ですから、ブルーライトをカットするメガネをかけたり、スマホにフィルムを貼るなどの工夫をしてください。同時に、最低でも就寝する2時間前からできるだけ光を落として、生活環境を暗くしておくといいでしょう。

また、メラトニンを増加させるには「タルトチェリー」を摂取するのがおすすめです。これはスーパーで売られているチェリーではなく、主にアメリカで生産され、サプリやジュースとして健康食品のショップやネットで販売されているものです。ほかにもクルミ、パンプキンシード、ゴマなどを寝る前に摂取しましょう。これらは、メラトニンの数値を高めてくれる代表的な食材です。

石川　エッセンシャルオイルを使ったり、夜にリラクゼーション音楽をかけるなど、リラックスするための環境をつくることも有効ですね。

ジョーンズ　睡眠の前に瞑想して心を落ち着けるのもいいでしょう。簡単なストレッチをして体をほぐすことも効果的です。あわせて、部屋の温度も調節しましょう。深い睡眠をとるための理想の気温は18度から20度だと言われています。涼しい室温が安眠に導いてくれるのです。

また、寝る前にゆっくりお風呂に浸かるのもいいですね。私は何度も日本に行くようになってから、湯船にゆっくり浸かるのが習慣になりました。

石川　食事と同様に、睡眠も環境づくりから始める必要がありますね。しっかりデトックスし、あなたのパフォーマンスを最大化させるためにも、あなたにとっての「最高の睡眠」を意識してください。

ストレスと賢く付き合う

ストレスが及ぼす悪影響を正しく理解する

石川　最後に24ページで紹介した「最高の食事と習慣の三大原則」の3つめ「ストレスと

賢く付き合おう」についてお伝えしたいと思います。毎日の食事を改善し、日々デトックスしても、日常のストレスを放っておいては元も子もありません。私はストレスも食事によって解消することができると考えていますし、また改善された事例を多く目にしてきました。本書の食事術を実践することで集中力が身につき、気持ちも前向きになり、イライラがなくなること。さらに仕事のパフォーマンスも上がり、自分に自信を持てること。こうした日常の変化がストレスの軽減につながります。

日常生活のストレスは、体にさまざまな負の影響をもたらします。例えば免疫力の低下もそのひとつ。ストレスはインフルエンザをはじめ、さまざまな感染症に対する抵抗力に悪影響を及ぼすのです。また血圧を上昇させたり、血液を凝固しやすくすることで、脳卒中や心筋梗塞などの深刻な病気を引き起こすと考えられています。

ジョーンズ こうした重大疾患だけでなく、アメリカの研究機関ではストレスが私たちの身体、情緒、行動にさまざまな悪影響を及ぼすという結果が出ています。

・身体——頭痛、筋肉のコリや筋肉痛、胸痛、疲労、性衝動の変化、腹痛、睡眠障害
・情緒——不安、落ち着きがなくなる、モチベーションや集中力の低下、圧倒される気持ち、イライラや怒り、悲しみやうつ症状

・行動――過食や拒食、怒りっぽい、薬やアルコールの過剰摂取、喫煙、社会的な関わりを遠ざけるようになる、運動の頻度が減る

こうしたストレスを解消することも、本書で紹介している食事術の大きな目的のひとつです。

食事を改善し、「今に集中する」ことがストレスフリーへの道

石川　ストレスの原因は、人間関係、お金、病気など人それぞれだと思いますが、「大きなストレス」はどれも「恐怖から生まれる」というのが私たちの考えです。では、その恐怖はどこから来るのか？　それは自分が想像する未来です。「こうなったらどうしよう？」「きっと失敗するだろうな……」という自分の未来が恐怖の根源です。つまり、まだ起きていないことに対して恐怖を感じるのが、ストレスの大きな原因になっているのです。

例えば、「仕事で大きなミスをしてしまったらどうしよう」とか、「将来、年金をもらえなかったらどうしよう」など。こうした不安を覚える人も多いでしょう。しかし、未来のことを考えて今、萎縮しても仕方がありません。それは、ただの想像であって、まだ起き

ていないのです。自分が勝手に恐怖のイメージを膨らませているだけなのです。

ジョーンズ　私は、未来の恐怖にストレスを感じている方に対して、「今」の時間を充実させることの大切さを伝えています。食生活を充実させてパフォーマンスを最大化させること。時間管理や感情のマネジメントをしっかり行うこと。仕事やプライベートの人間関係を充実させること。「今」を充実させることで、将来への恐怖は大幅に軽減できます。そのために重要なのが、本書でお伝えしている食事法であり、デトックスなのです。

石川　体と脳を最高のパフォーマンスの状態に持っていくことで、「今」が充実します。すると、これは私自身も感じたことなのですが、「もし仕事で失敗したら……」とか、「もし病気になったら……」という不安がすーっと消えていきます。「今」にフォーカスすることで、確実にこれまでとは違う「自信に満ち溢れた自分」に変わることができるからです。

未来を不安視することなく、今を生きる。ぜひ、皆さんも本書の食事術やデトックス法を実践し、今に集中してストレスと上手に付き合うようにしてください。

パフォーマンスを最大化するためのアクションステップ

ジョーンズ　本章では、「ミニ断食」による「デトックス」でパフォーマンスを格段にアップさせる方法についてお話ししました。最後に、５つのアクションステップにまとめます。

１．食べる時間を変えるだけでデトックス

・一日のうち16時間は胃に食べ物を入れない
・「ミニ断食」中に自分に合わない食べ物を探る
・グルテンフリーにチャレンジしてみる

２．運動を習慣化する

・仲間を見つける
・アプリをインストールする
・スクワット10回×３セットからスタートする

3．サウナでデトックスする

・週に2～3回、サウナに入る習慣をつくる
・サウナ入浴時は、水分とミネラルの補給を心がける

4．良質な睡眠を意識する

・GABAが豊富な発酵食品などを意識して摂る
・就寝の2時間前からスマホは見ない

5．ストレスフリーな生き方を目指す

・未知なる恐怖を捨て、「今」に集中する
・時間管理や感情マネジメントを心がける
・仕事やプライベートの人間関係を充実させる

コツは、とにかく「焦らない」こと！　家族や友人たちと励まし合ったり喜びをシェアして、楽しくデトックスを習慣化していきましょう。

おわりに

生産性を上げる「4ステップ思考法」

本書を通じて、あなたの能力を引き出すための食事をメインとしたさまざまなライフスタイル戦略をお届けしました。既に少しでも取り入られた方は、毎日食べている食事の内容と、仕事のパフォーマンスや収入との相関性に気づいているかもしれません。

なぜなら、今日の食事が未来のあなたをつくるからです。英語のことわざでも「You are what you eat（あなたはあなたが食べたものでできている）」というように、悪い食事を続ければ不健康になることは、世界の誰もが知っていることです。

ここまで読まれて、やる気に満ちている人も多いと思います。ただ、いきなりすべて完璧に実行しようとすると必ず失敗します。ゆっくりでいいので、〝あなたのペース〟で次の「4ステップ思考法」を用いて、少しずつステップアップしていってください。私もまったく同じ方法で少しずつステップアップしましたので、安心してください。

●ステップ1「普通」

食事改善をしていない状態です。今の日本人のほとんどはここにいます。これは本当に悲しい現実ですが、日本の教育においては算数、国語、英語のほうが優先され、食育は重要視されていないからです。多くの人が、このような食生活を送っているのは「ただ知る機会がない」からです。本書の食事術を知っただけでも他の人よりもリードしています。しかし、実行しなければ変化は出ません。次のステップ2を目指しましょう。

●ステップ2「GOOD」

週に3日は良い食事を心がけます。健康のために、いきなり激しい運動を取り入れる必要はありません。「良い食事」とは、本書で解説してきたように糖質を避け、良質なアブラを摂ることです。コンビニ弁当やファストフードは、可能な限り避けるようにしましょう。

●ステップ3「BETTER」

本書で指摘している外食を極力避け、良質な食事を取るようにします。糖質は可能な限り摂取しません。コンビニ食やファストフードを食べない習慣が身につき、デトックスにも意識が向き始めれば、ステップ3はクリアしたと考えていいでしょう。

●ステップ4「BEST」

これまでに説明した食事術を継続的に毎日実践します。ステップ3がクリアできれば、あと一歩。体質が変わり、生活の質も変わり、自分自身に自信が持て、仕事の生産性が上がる生活になっているはずです。

本書とご縁のあったあなたには、最終的にステップ4の「BEST」を目指してほしいですが焦りは禁物。これは本書で繰り返しお伝えしました「ベイビーステップ」でいきましょう。ステップ2の「GOOD」でも、今よりは確実に生産性が上がりますし、病気になる確率も減ります。なんでも完璧にやろうとすると、それがストレスになってしまう可能性もあります。常に「習慣化」を頭の片隅に置きながら、無理はしないでください。

たまに不健康な食事をしてしまっても、それですべてがゼロに戻ってしまうわけではありません。また翌日から健康的な食事を始めればいいのです。

ぜひ約束していただきたいのは、

1.「まずは始める」

2.「できるだけ続ける」

3.「続かなくても自分を責めない」

ことです。自分を責めると、食事や習慣の改善自体が嫌になってしまい、そのまま元の生活に戻ってしまうからです。

何度失敗したっていいのです。3日のうちで一日良い食事をすれば、食事全体の33%は改善されますし、2日に一日なら50%、つまり半分が改善されるのです。

何も変えないことに比べれば素晴らしい変化ですよね?

まじめな人ほど完璧を求めてしまい、少しつまずいただけでやめてしまいがちです。この本を読んでくださったあなたには楽しい食事をしてほしいので、完璧主義に陥ることなく、できることから着実に実行するようにしてください。

そして、健康な食事がもたらす大きな恩恵にあずかりながら、周囲の大切な人たちにも広めていってください。

健康で思いどおりの人生を送るために必要な食事

「あなたの周囲の大切な人たちに広めていってください」

なぜこのようなことをお願いするのか？　その答えは非常にシンプルです。私には夢があるからです。ブラジルでプロサッカー選手になるという夢の次に掲げたものです。たくさんの人にこの食事術を活用していただき、自分の能力を最大限に引き出してほしいのです。

私の「夢」――それは……

・日本人の突然死を今の半分以下にする
・健康寿命と平均寿命の差（現在10年程度）を2年に減らす
・国民一人あたりの年間医療費を半分以下にする
・健康という「スキル」で自分の収入を倍にする

この4つは本書で紹介した食事術を活用し、自分の能力を発揮する人が増えること、そして私たちの活動をさらに推し進めていくなかで必然的に訪れる未来だと信じています。

なぜ私がこのような未来を望んでいるのか？　それは、私の過去に理由があります。実は私が高校生の頃に、私の第二の母ともいえる友人のお母さまが突然死しました。ある日、私の目の前で倒れそのまま帰らぬ人になりました。その瞬間の友人や彼のお姉さんの叫び声やその場のピリピリしたムードは、今も私の中に刻み込まれています。友人一家はその後に離散。家族のつながりもお母さまが亡くなる前とはまったく別のものになってしまいました。そんな悲劇をせめて半分かそれ以下にしたいという思いがあり、あなたにこの本で書かれている食事を実践し、他の人にも伝えてほしいと思うのです。

日本AED財団のデータによると年間で約7万9000人、一日に約200人、7分に1人が心臓突然死で亡くなっているといいます。

これは心臓突然死に限った話です。他の過労死や脳血管系の疾患を含めれば、もっと多くの人が突然死しているのです。大切な人が突然死する。そのダメージは本当に痛ましいもの。この状況を変えたいという思いが私には強くあります。

それだけではありません。食べているものが原因で、本来持っている能力の半分も発揮できず本来受け取るべき収入や利益を得られない人や、新たなビジネスチャンスを逃している人たちをたくさん見てきました。イヤイヤ仕事をしながらうつになったり、肥満になったり、過労死で亡くなる人もたくさんいます。そうやって命をすり減らしている人を見ると、食事を変えることで「生まれ持った可能性を最大限に発揮してほしい」と思うのです。

本書でご紹介した「人生が劇的に変わる驚異の食事術」。これを習慣にしていただくことによって、あなたが本来持っているパフォーマンスを１００％引き出し、今までに感じたことのない爆発的なエネルギーと、信じられないような幸福感を得ていただけると、こんなにうれしいことはありません。

あなたが健康な人生を送り、制限なしにやりたいことを思う存分実行できるようになることを心から望んでやみません。

２０２０年７月　石川勇太

■著者プロフィール

アイザック・H・ジョーンズ

世界的なヘルスドクターにして、年収1億円を超える起業家。カナダ出身。国際的なヘルス&ウェルネス専門のコンサルティング会社「エレベイズ・ヘルス」の設立者として、ハリウッド俳優やサウジアラビアの王族をはじめ、経営者、起業家など、年間200人以上のトップエグゼクティブに対し健康指導を行う。これまで5万人を超えるクライアントのライフスタイル改善とパフォーマンスの向上に努めてきた。著書に『世界のエグゼクティブを変えた 超一流の食事術』(サンマーク出版)

石川勇太（いしかわ ゆうた）

Life Changers Ltd. CEO。神奈川県横浜市出身。元ブラジルプロサッカー選手。世界の有名起業家へのインタビュアーやスピーカーとして、世界中を駆け巡りながら、自身のストーリーと言葉を通して人々の人生に劇的な変化をもたらしている。現在、アイザック・H・ジョーンズと開発したさまざまな食事プログラムを展開。予防医学はもちろん、起業家、経営者の生産性アップを目指すセミナーも手掛けながら、「人生を変える食事術」の啓蒙活動を行う。ほか、世界の「健康常識」を変えるために、医療は「治す」から「予防」へ、介護は「補う」から「自立」を理念にヘルスコーチを育成中

エレベイズジャパン公式LINE通信

（2万人以上が登録中）

LINE検索ID：@iamhero

LINEだけでしか配信していない
マニアックな限定情報も配信中！

石川勇太&Dr.ジョーンズ公式無料メールマガジン

（6万人が購読中）

書籍には収まりきらなかった
最新の健康情報やビジネスノウハウを配信中！

https://life-changers.biz/p/r/gBMFZi3

スーパーヒューマン爆産チャンネル

Dr.ジョーンズ&石川勇太の健康情報や私生活の様子など、YouTubeで配信中！

https://www.youtube.com/channel/UCtfgvd-S1uoS5sM0HJSWfSw?view_as=subscriber

（または『スーパーヒューマン爆産チャンネル』で検索してください）

本書の内容に関する参考資料一覧（PDFファイル）は、
以下のURLよりダウンロードできます。また、右記のコードより確認できます。
https://www.fusosha.co.jp/contents/9784594084950/reference.pdf

■監修者プロフィール

宮崎光史

医師・医学博士、ヘルスドクター、一般社団法人Wellness Life Support代表理事。東京医科歯科大学医学部卒、同大学院修了。消化器外科医、一般外科医を経て、2016年にアイザック・H・ジョーンズと出会い、病気になる前から生活習慣や環境にアプローチするヘルスコーチングの認定資格を取得。ヘルスドクターとして活動を開始し、2020年4月、一般社団法人Wellness Life Suppportを設立

石黒成治

日本外科学会専門医、日本消化器外科学会専門医、大腸肛門病学会専門医。消化器外科医として医療に従事するほか、薬に頼らない健康法を実践するヘルスコーチとして活動。現在オンライン健康スクールを運営し、世界中の生徒を対象に健康知識を啓蒙している。チャンネル登録者数65000人のYouTube チャンネル『Dr Ishiguro』でも、最新の予防医療を発信中
https://www.youtube.com/c/guroguro114

THE EAT《ザ・イート》
人生が劇的に変わる驚異の食事術

発行日　2020年8月13日　初版第1刷発行
　　　　2020年9月20日　　　第2刷発行

著　　者　アイザック・H・ジョーンズ　石川勇太

発 行 者　久保田榮一

発 行 所　株式会社 扶桑社
〒105-8070
東京都港区芝浦 1-1-1　浜松町ビルディング
電話　03-6368-8870（編集）／03-6368-8891（郵便室）
www.fusosha.co.jp

印刷・製本　中央精版印刷株式会社

Printed in Japan　ISBN978-4-594-08495-0